Müssig · Harms · Stallmann

Warnsignal hoher Blutzucker

Thieme QUALITÄTS-GARANTIE

Liebe Leserin, lieber Leser,

wenn es um die eigene Gesundheit geht, darf man nichts dem Zufall überlassen. »Für eine bessere Medizin und mehr Gesundheit im Leben«: So lautet das Qualitätsversprechen der Marke Thieme. Ärztlich Tätige, Pflegekräfte, Physiotherapeuten oder Hebammen – sie alle verlassen sich darauf, dass sie von Thieme, dem führenden Anbieter von medizinischen Fachinformationen und Services, die entscheidenden Informationen zur richtigen Zeit am richtigen Ort bekommen. So können sie die Menschen, die sich ihnen anvertrauen, bestmöglich unterstützen. Auch Sie können sich auf die TRIAS Ratgeber mit dem Thieme Qualitätssiegel verlassen! Diese Informationsangebote helfen Ihnen dabei, die richtigen Entscheidungen zu treffen, wenn es um Ihre Gesundheit geht, selbst daran mitzuwirken, gesund zu werden, sich gesund zu erhalten oder das Fortschreiten einer Erkrankung zu vermeiden. Mit einem TRIAS Titel aus dem Hause Thieme überlassen Sie Ihre Gesundheit nicht dem Zufall!

Ihr TRIAS Team

Prof. Dr. med. Karsten Müssig · Marlen Harms, B.Sc. ·
Andrea Stallmann

Warnsignal hoher Blutzucker

Prädiabetes erkennen, Insulinresistenz stoppen, Diabetes verhindern. Das 4-Wochen-Ernährungsprogramm

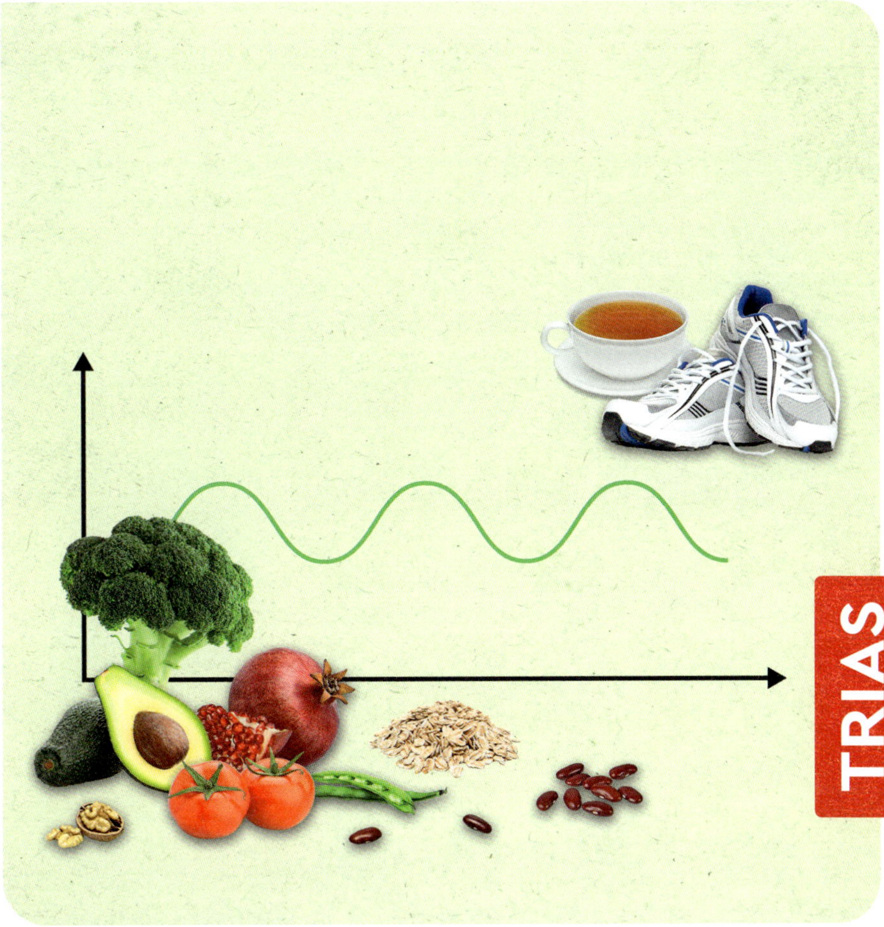

TRIAS

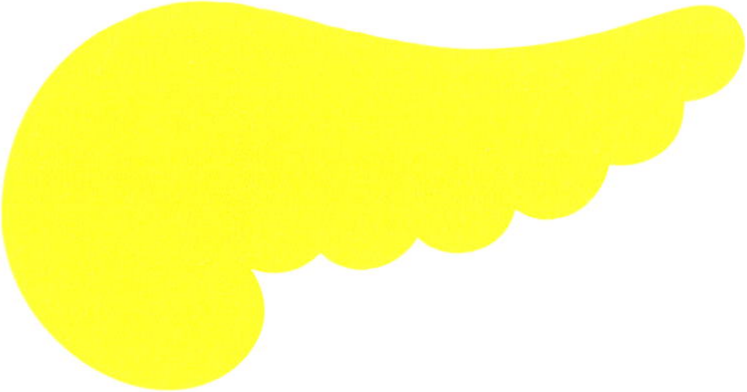

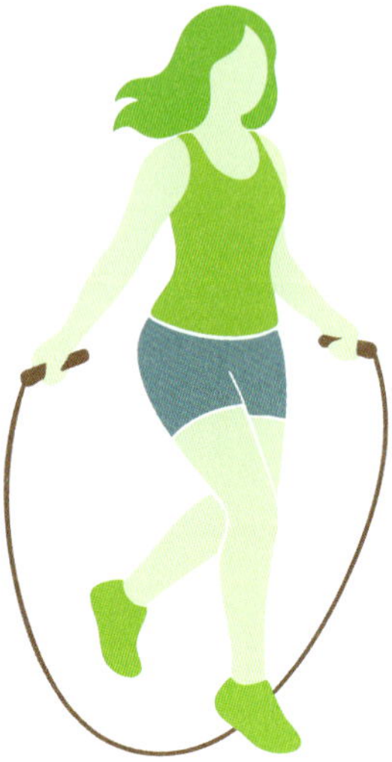

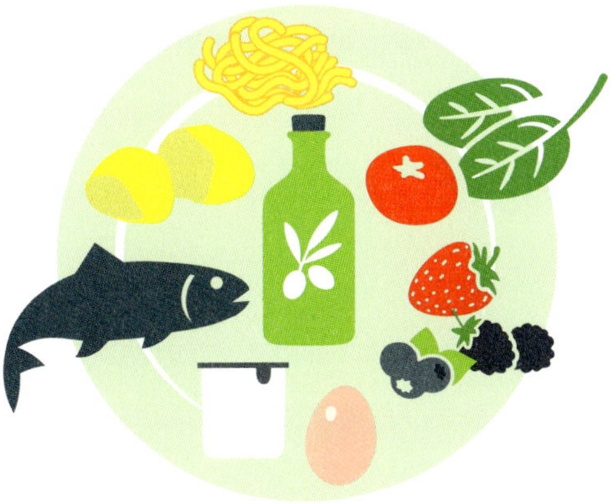

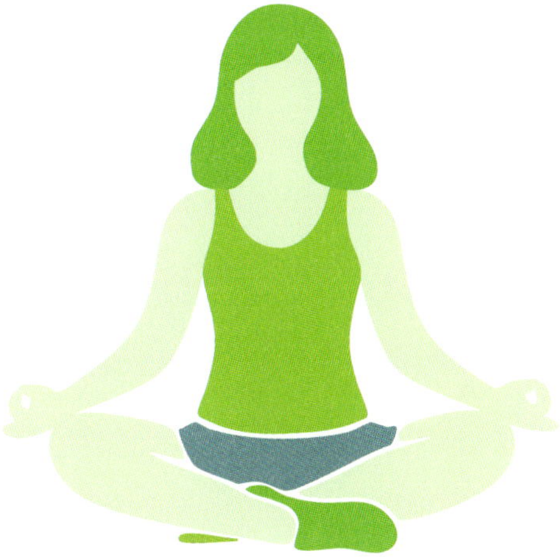

95 Rezepte

162 Service

Exkurse

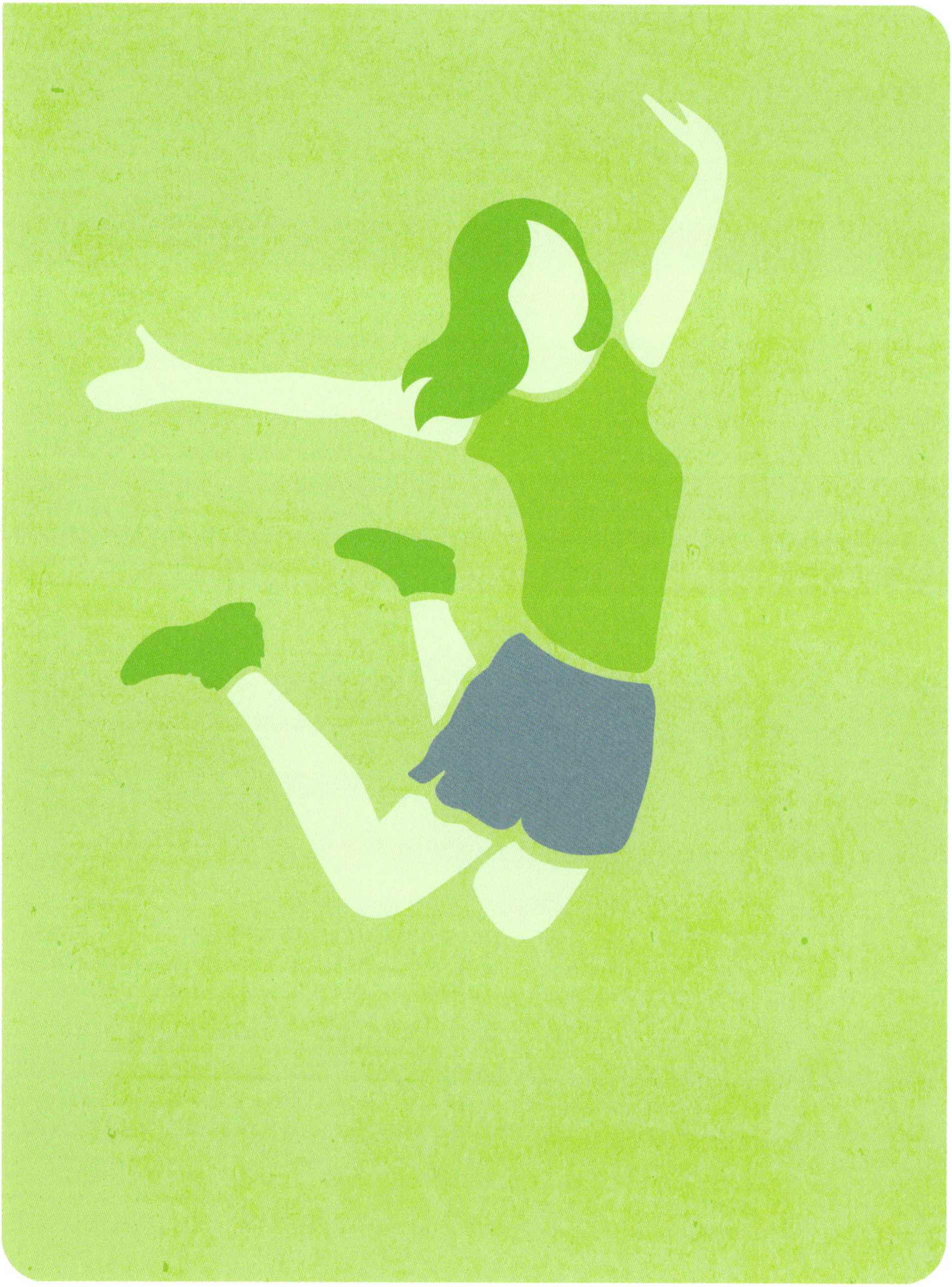

Liebe Leserinnen und liebe Leser,

Diabetes betrifft in Deutschland bereits mehr als neun Millionen Erwachsene – das heißt: Jeder zehnte Mensch ist betroffen. In den meisten Fällen handelt es sich um einen Typ-2-Diabetes, der eng mit unserem modernen Lebensstil zusammenhängt. Bewegungsmangel, unausgewogene Ernährung und das daraus resultierende Übergewicht sind häufige Auslöser. Besonders alarmierend: Jedes Jahr wächst die Zahl der Betroffenen um eine halbe Million.

Oft beginnt alles schleichend – mit einem sogenannten Prädiabetes. Rund 40 % der Erwachsenen sind davon betroffen, meist ohne es zu wissen. Denn: Symptome gibt es selten, doch im Körper laufen bereits Prozesse ab, die langfristig zu ernsten Folgeerkrankungen führen können – insbesondere am Herz-Kreislauf-System. Früh zu handeln lohnt sich daher: Durch gezielte Veränderungen im Alltag lässt sich der Stoffwechsel normalisieren – und ein Fortschreiten zum Typ-2-Diabetes verhindern.

In diesem Ratgeber möchten wir Ihnen zeigen, was genau bei einer Insulinresistenz im Körper geschieht, wie man ein erhöhtes Risiko erkennt – und was Sie aktiv tun können, um gegenzusteuern. Unser 4-Wochen-Programm unterstützt Sie dabei, Schritt für Schritt neue, gesunde Gewohnheiten zu entwickeln – mit alltagstauglichen Rezepten, die nicht nur guttun, sondern auch gut schmecken. Und Sie werden erleben: Bewegung kann Freude machen – besonders, wenn man sie gemeinsam erlebt.

Machen Sie den ersten Schritt – für Ihre Gesundheit. Wir begleiten Sie dabei.

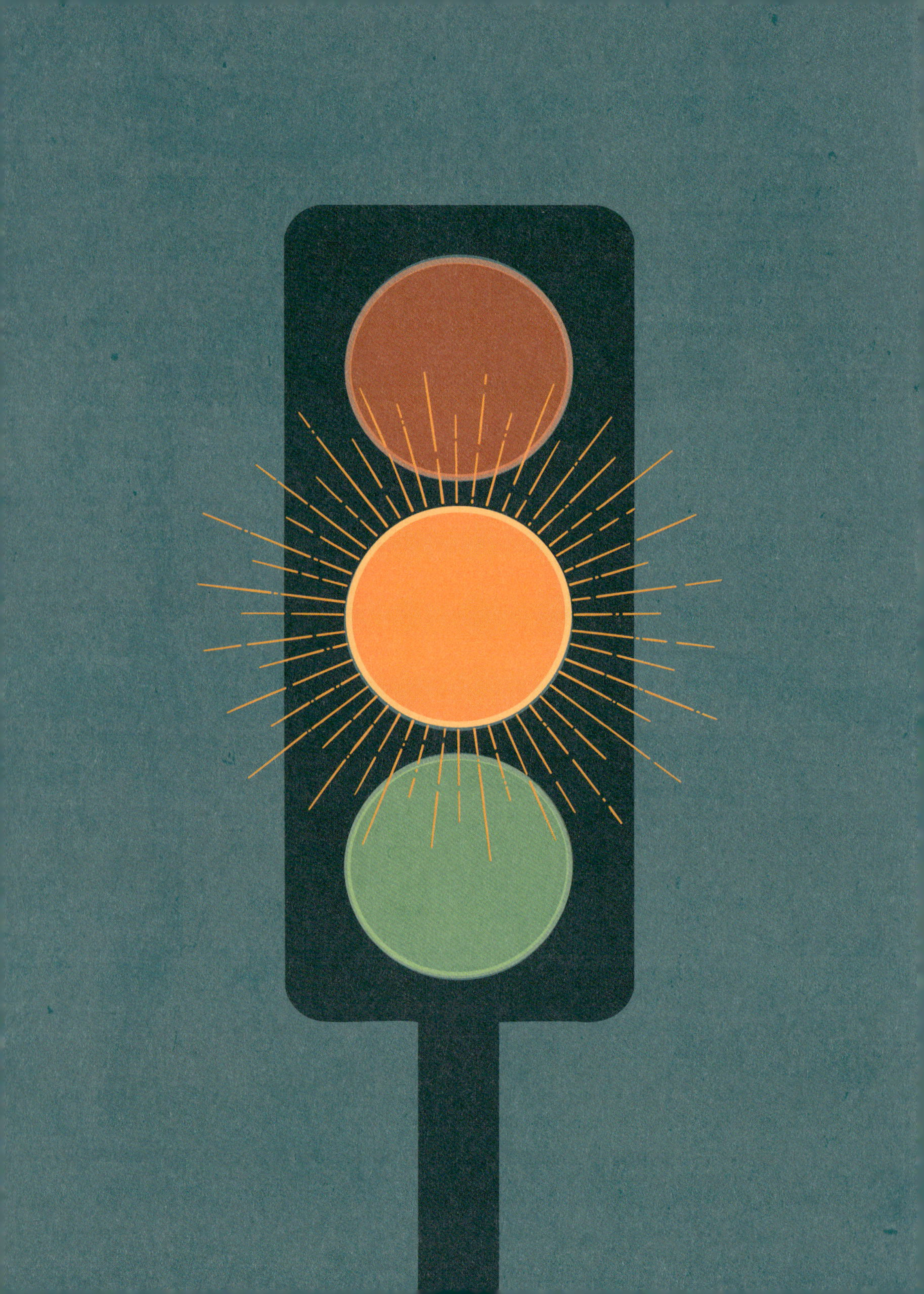

Prädiabetes & Insulinresistenz – die Grundlagen

Verstehen, was im Körper passiert: In diesem Buchteil erfahren Sie, wie Prädiabetes und Insulinresistenz entstehen – und warum frühes Handeln so wichtig ist. Lernen Sie, Warnsignale zu erkennen und aktiv gegenzusteuern.

Prädiabetes: Was ist das eigentlich?

Prädiabetes ist mehr als nur ein leicht erhöhter Blutzucker – es ist ein Warnsignal des Körpers. Dieses Kapitel erklärt, was genau der Begriff bedeutet und warum ein Prädiabetes ernst genommen werden sollte.

Der Begriff Prädiabetes ist Ihnen möglicherweise beim Lesen von Zeitschriften oder Internetbeiträgen untergekommen und Sie haben sich gefragt, was damit eigentlich gemeint ist. Prädiabetes stellt eine vielfach unerkannte Vorstufe des Typ-2-Diabetes dar. Aber manche Experten sind nicht glücklich mit diesem Begriff, da nicht alle Menschen mit Prädiabetes automatisch auch an Diabetes erkranken werden, auch wenn sie ein erhöhtes Diabetesrisiko aufweisen. Tatsächlich handelt es sich nicht um eine Einbahnstraße, vielmehr ist jederzeit der Weg zurück zu einem gesunden Stoffwechsel möglich, wie wir Ihnen in diesem Buch aufzeigen möchten.

Aber noch einmal zurück zur Definition des Prädiabetes. Bei dieser Stoffwechselstörung sind die Blutzuckerwerte bereits erhöht, aber eben noch nicht so hoch, dass sich die Diagnose eines Diabetes stellen ließe. Aber welche Werte werden zur Beurteilung des Zuckerstoffwechsels herangezogen?

Es sind – wie immer – aller guten Dinge drei:

1. der Nüchternblutzucker, also der Blutzucker, der am Morgen vor dem Frühstücken gemessen wird, nachdem Sie über acht Stunden keine Nahrung zu sich genommen haben
2. der 2-Stunden-Blutzuckerwert im sogenannten oralen Glukosetoleranztest, einem Zuckerbelastungstest
3. der Langzeitblutzuckerwert, das glykosylierte Hämoglobin, oder kurz HbA_{1c}

Wie sollten die Werte sein, damit ein Prädiabetes festgestellt wird? Und wie sind die Werte beim Diabetes? Zur besseren Übersicht sind die auffälligen Werte beim Prädiabetes und Diabetes den Werten eines stoffwechselgesunden Menschen in der nachfolgenden Tabelle gegenübergestellt.

Ganz ohne Definitionen geht es nicht

Um Sie auch mit weiteren Begrifflichkeiten, die aus den auffälligen Werten resultieren und die Ihnen in Beiträgen zum Glukosestoffwechsel begegnen können, vertraut zu machen, hier noch wenige Definitionen: Ein erhöhter Nüchternblutzucker wird auch als gestörte Nüchternglukose oder im Englischen auch als impaired fasting glucose (IFG) bezeichnet. Hingegen spricht man im Falle eines erhöhten 2-Stunden-Blutzuckers im Zuckerbelastungstest von einer gestörten Glukosetoleranz oder im Englischen von impaired glucose tolerance (IGT).

Wichtig zu wissen ist, dass bei Vorliegen eines Prädiabetes nicht alle Werte auffällig sein müssen. So kann beispielsweise bei manchen der HbA_{1c}-Wert im Prädiabetesbereich liegen, der Nüchternblutzucker aber normal sein. Wenn der erste Screening-Test normale Ergebnisse liefert, aber der Verdacht auf Prädiabetes bei Ihnen groß ist, kann es daher sinnvoll sein, zu einem anderen Screening-Test zu wechseln oder den ersten Test – auch innerhalb eines Jahres – zu wiederholen.

Oraler Glukosetoleranztest (oGTT): Im oGTT nimmt der Patient im nüchternen Zustand eine Lösung zu sich, die 75 g Glukose (Traubenzucker) enthält. Vor der Einnahme und zwei Stunden danach wird der Blutzucker bestimmt.

Glykiertes Hämoglobin (HbA_{1c}): Das HbA_{1c} zeigt an, wie hoch der Blutzucker in den vergangenen 8–12 Wochen war. Es ist der Anteil des roten Blutfarbstoffes in den roten Blutkörperchen, bei dem Glukose an eine bestimmte Aminogruppe des unveränderten Hämoglobins gebunden wird.

Laborwerte bei Prädiabetes und Diabetes

	Nüchternblutzucker	oGTT 2-Stunden-Blutzucker	HbA_{1c}
normal	< 100 mg/dl (< 5,6 mmol/l)	< 140 mg/dl (< 7,8 mmol/l)	< 5,7 % (< 39 mmol/mol)
Prädiabetes	100–125 mg/dl (5,6–6,9 mmol/l)	140–199 mg/dl (7,8–11,0 mmol/l)	5,7–6,4 % (39–47 mmol/mol)
Diabetes	≥ 126 mg/dl (≥7,0 mmol/l)	≥ 200 mg/dl (≥ 11,1 mmol/l)	≥ 6,5 % (≥ 48 mmol/mol)

So entsteht Prädiabetes – wenn der Zuckerstoffwechsel aus dem Gleichgewicht gerät

Zucker im Gleichgewicht – so funktioniert ein gesunder Stoffwechsel

- Nach dem Essen steigt der Blutzucker an. Die Bauchspeicheldrüse schüttet Insulin aus – das Hormon wirkt wie ein Schlüssel, der die Körperzellen für den Zucker öffnet.
- So gelangt der Zucker aus dem Blut in die Zellen – zur Energiegewinnung oder Speicherung.
- Ein aktiver Lebensstil und eine ausgewogene Ernährung helfen, dass der Zuckerstoffwechsel reibungslos funktioniert.

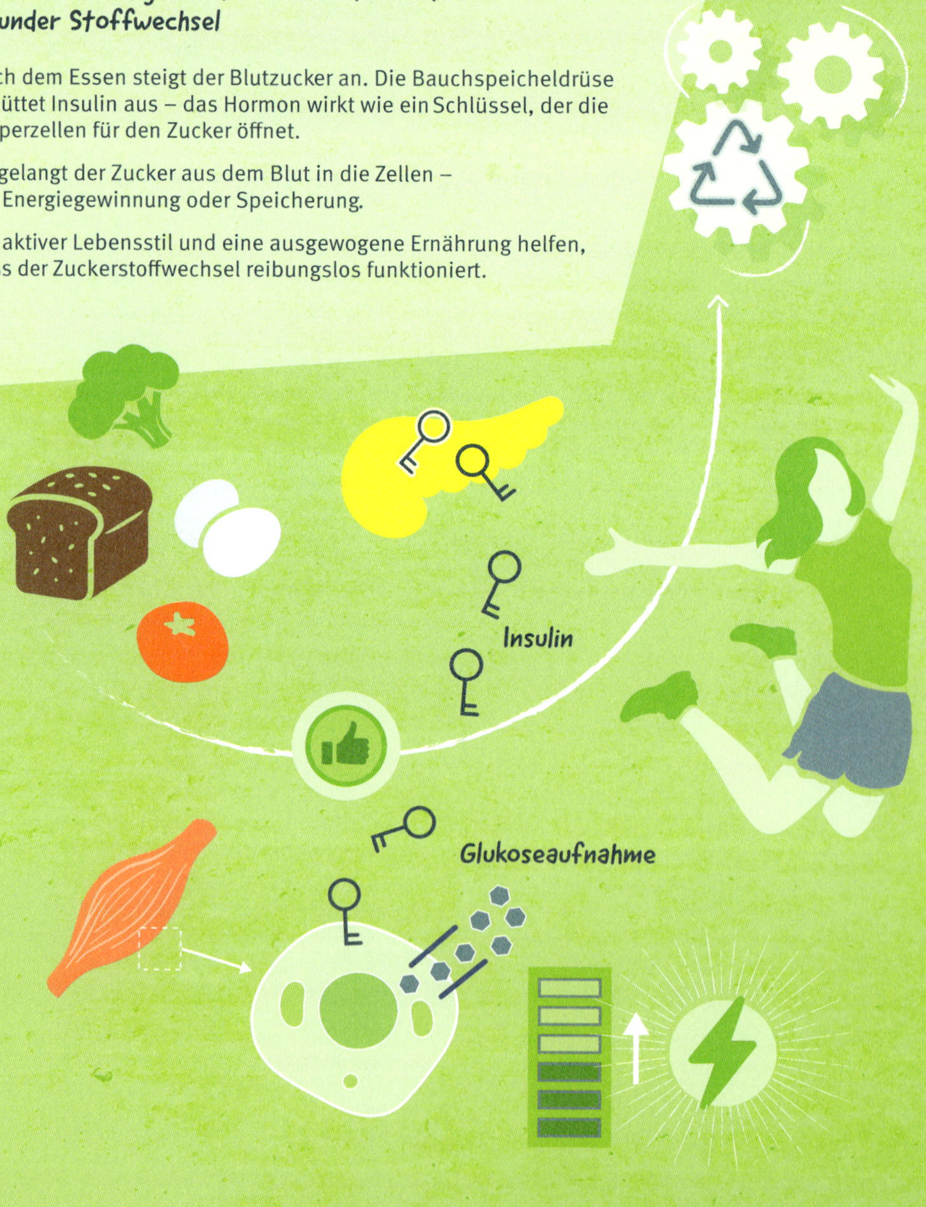

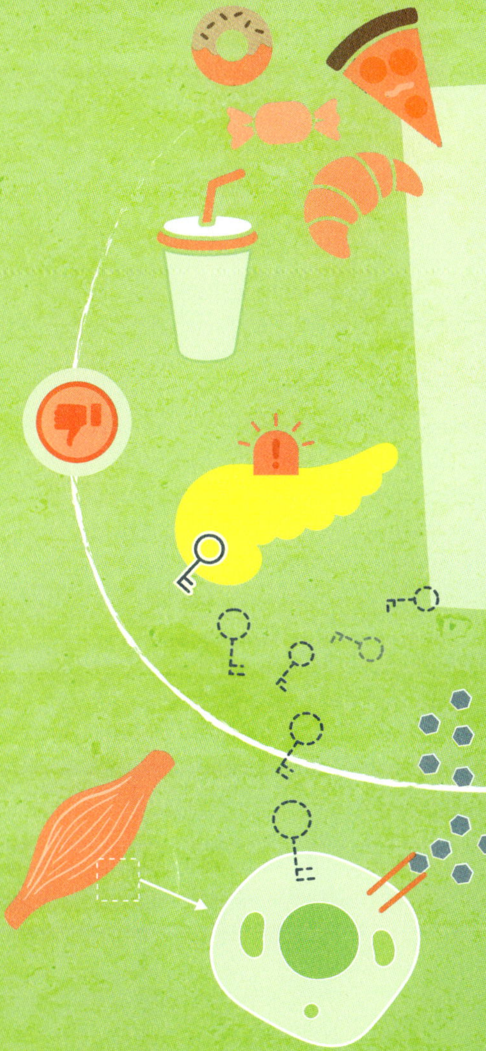

Wenn der Zucker nicht mehr in die Zellen kommt – wie Prädiabetes entsteht

- Bewegungsmangel und zu viele einfache Kohlenhydrate führen dazu, dass die Körperzellen weniger empfindlich auf Insulin reagieren – es entsteht eine Insulinresistenz.
- Die Bauchspeicheldrüse versucht, mit mehr Insulin gegenzusteuern – oft jahrelang unbemerkt.
- Irgendwann reicht das Insulin nicht mehr aus, der Blutzucker steigt an – ein Prädiabetes entsteht.
- Ohne Gegenmaßnahmen drohen Folgeerkrankungen wie Typ-2-Diabetes, Herz-Kreislauf-Erkrankungen und Nervenschäden.

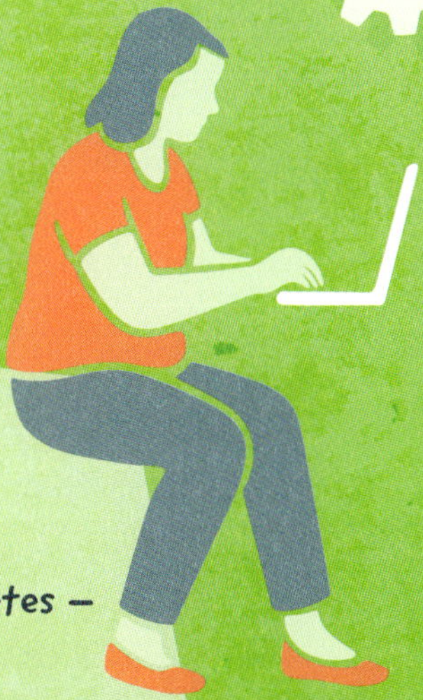

Rund 40 % der Erwachsenen in Deutschland haben einen Prädiabetes – viele ohne es zu wissen.

Kurztipp: Bewegung, bewusste Ernährung und ein gesunder Lebensstil können das Fortschreiten verhindern!

Das Wichtigste in Kürze:

- Prädiabetes ist eine Vorstufe des Typ-2-Diabetes.
- Die Blutzuckerwerte sind erhöht, ohne dass die Kriterien für einen Diabetes vorliegen:
  - Nüchternblutzucker: 100–125 mg/dl (5,6–6,9 mmol/l)
  - 2-Stunden-Blutzucker: 140–199 mg/dl (7,8–11,0 mmol/l)
  - Langzeitblutzucker HbA_{1c}: 5,7–6,4 % (39–47 mmol/mol Hb)
- Nur ein Kriterium muss zur Diagnose vorliegen.

Machen Sie sich Ihr Prädiabetes-Risiko bewusst

Egal welche Screening-Methode Sie verwenden, einmal diagnostiziert, können Sie, um Ihr erhöhtes Diabetesrisiko wissend, dem Prädiabetes auf die Pelle rücken. Und dabei sind vor allem zwei Faktoren wichtig: eine ausgewogene Ernährung – was damit gemeint ist , werden wir Ihnen in diesem Buch nahebringen – und regelmäßige körperliche Bewegung – auch dieser werden wir uns widmen. So können Sie die Entstehung eines Typ-2-Diabetes hinauszögern oder im besten Falle ganz verhindern. Auch reduzieren Sie damit Ihr Risiko für Folgeerkrankungen des Diabetes, wie etwa Herz-Kreislauf-Erkrankungen.

Prädiabetes – die unterschätzte Gefahr

Prädiabetes ist oft der stille Vorbote für Diabetes und Herz-Kreislauf-Erkrankungen. Hier erfahren Sie, wie die Prozesse im Körper aus dem Gleichgewicht geraten – oft lange, bevor erste Symptome spürbar werden.

Prädiabetes – inzwischen eine Pandemie

Schätzungen gehen davon aus, dass weltweit bis zum Jahr 2030 fast 500 Millionen Menschen einen Prädiabetes haben werden. Eine ungeheure Zahl, bedenkt man, dass dies der Zahl der Menschen entspricht, die in den Ländern der Europäischen Union leben. Wobei viele Betroffene gar nicht wissen, dass bei ihnen ein Prädiabetes besteht. So weiß von den fast 100 Millionen Erwachsenen mit Prädiabetes in den USA – dies entspricht fast 40 % der erwachsenen Bevölkerung – jeder Fünfte nichts von seinem Zustand.

Merke: 20 % der Menschen mit Prädiabetes wissen nicht um ihr erhöhtes Risiko.

Jetzt könnte man meinen, dass sich das Problem auf die USA beschränkt und in Deutschland alles viel besser ist, aber weit gefehlt. In Deutschland finden sich ähnlich hohe Prädiabetes-Häufigkeiten, mit allerdings erheblichen regionalen Unterschieden. Ist in Nordostdeutschland fast jeder Zweite betroffen, so ist es in Süddeutschland »nur« etwa jeder Dritte.

Risikofaktoren für den Prädiabetes

Ähnlich wie beim Typ-2-Diabetes besteht bei der Prädiabetes-Häufigkeit eine starke Abhängigkeit vom Alter und die Zahl der Betroffenen steigt mit zunehmendem Lebensalter an. So klettert die Prädiabetes-Häufigkeit vom mittleren Erwachsenen-

Risikofaktoren für Prädiabetes

- Übergewicht und Adipositas
- familiäre Veranlagung
- Bewegungsmangel
- ungünstige Ernährungsweise
- vorangegangener Schwangerschaftsdiabetes
- höheres Lebensalter

alter hin zum höheren Erwachsenenalter fast auf das Vierfache. Weitere wichtige Risikofaktoren sind Übergewicht und Adipositas (insbesondere die bauchbetonte Adipositas), Bewegungsarmut, erstgradige Verwandte mit Typ-2-Diabetes, Schwangerschaftsdiabetes, Polyzystisches Ovarialsyndrom, Schlafapnoe-Syndrom (bei dem es zu nächtlichen Atemaussetzern kommt) und Nachtarbeit.

Aber wie hoch ist denn nun das Risiko, an Typ-2-Diabetes zu erkranken, wenn bei Ihnen ein Prädiabetes festgestellt wurde? Es ist davon auszugehen, dass jährlich etwa jeder zehnte Mensch mit Prädiabetes an Typ-2-Diabetes erkranken wird.

Gehäufte Herz-Kreislauf-Erkrankungen

Dass Menschen mit Typ-2-Diabetes häufiger von Herz-Kreislauf-Erkrankungen betroffen sind, ist allgemein bekannt. Ihr Risiko für Krankheiten wie Arteriosklerose der Herzkranzgefäße, Herzinfarkt, Schlaganfall, Vorhofflimmern, Herzschwäche und die Schaufensterkrankheit ist etwa doppelt so hoch wie bei Menschen mit normalen Blutzuckerwerten. Der Grund dafür ist, dass sie nicht nur erhöhte Blutzuckerwerte haben, sondern auch zwei- bis dreimal so häufig weitere Risikofaktoren für Herz- und Gefäßerkrankungen aufweisen. Dazu gehören insbesondere Fettstoffwechselstörungen, Bluthochdruck und Übergewicht.

Risiko für Herz-Kreislauf-Erkrankungen bereits bei Prädiabetes erhöht

Hingegen ist viel weniger bekannt, dass auch Menschen mit Prädiabetes im Vergleich zu Menschen mit normalen Blutzuckerwerten früher versterben und häufiger an Herz- und Gefäßerkrankungen leiden. Oft werden die Organschäden von den Betroffenen nicht wahrgenommen. Aber auch solche Herz- und Gefäßerkrankungen, die bereits diagnostiziert wurden, treten bei Menschen mit Prädiabetes häufiger auf als bei Stoffwechselgesunden. Die beim Prädiabetes leicht erhöhten Blutzuckerwerte können sich bei Menschen mit einer entsprechenden Veranlagung ungünstig auf das Herz-Kreislauf-System auswirken. Darüber hinaus sind Risikofaktoren, die das Herz und das Gefäßsystem betreffen, bei Menschen mit Prädiabetes um 50 % häufiger als bei Menschen mit normalen Blutzuckerwerten.

Auch die kleineren Blutgefäße sind betroffen

Menschen mit Prädiabetes weisen aber nicht nur ein erhöhtes Risiko für Erkrankungen der großen Blutgefäße, die als Makroangiopathien bezeichnet werden, sondern auch der kleineren Blutgefäße auf, die als Mikroangiopathien bezeichnet werden. Zu den Diabeteskomplikationen, die die kleineren Blutgefäße betreffen, zählen Schäden an der Netzhaut (diabetische Retinopathie), an den Nieren (diabetische Nephropathie) sowie an den Nerven (diabetische Neuropathie).

Diabetische Retinopathie: Durch Diabetes verursachte Netzhautschäden sind die dritthäufigste Erblindungsursache in Deutschland und sogar die häufigste bei Menschen zwischen 40 und 80 Jahren.

Eine diabetische Netzhauterkrankung liegt bereits bei jedem zehnten Menschen mit Prädiabetes vor. Die Häufigkeit der diabetischen Netzhauterkrankung bei Menschen mit Prädiabetes steigt linear mit dem HbA_{1c} an und verdoppelt sich von einem normalen HbA_{1c} von < 5,7 % zu einem leicht erhöhten HbA_{1c} von 6,0–6,4 %.

Diabetische Nephropathie: Die diabetische Nierenerkrankung stellt weltweit die häufigste Ursache für ein dialysepflichtiges Nierenversagen dar. Aber nicht nur der Diabetes, sondern bereits der Prädiabetes ist ein starker Risikofaktor für eine chronische Nierenerkrankung, unabhängig von möglichen anderen Risikofaktoren.

Menschen mit Prädiabetes erkranken doppelt so oft an einer chronischen Nierenerkrankung wie Stoffwechselgesunde.

Diabetische Neuropathie: Die diabetische Nervenerkrankung stellt die häufigste Ursache für Amputationen an den Beinen dar. Lange Zeit galt die diabetische Nervenerkrankung als Spätkomplikation des Diabetes. Inzwischen wissen wir, dass es bereits beim Prädiabetes zu Nervenschädigungen kommt. Jeder vierte Mensch mit Prädiabetes hat eine diabetische Nervenerkrankung und jeder fünfte leidet unter Nervenschmerzen.

Die diabetische Nervenerkrankung ist auch die häufigste Komplikation bei einem neu diagnostizierten Diabetes.

Die Häufigkeit der diabetischen Nervenerkrankung steigt proportional zur Höhe der Blutzuckerwerte an – von Menschen mit normalem Blutzucker über Menschen mit Prädiabetes bis hin zu Menschen mit Diabetes. Eine diabetische Nervenerkrankung tritt häufiger auf, wenn sowohl die Nüchternglukose erhöht als auch die Glukosetoleranz vermindert ist – also die Blutzuckerwerte vor und nach dem Essen erhöht sind – als bei einer einzelnen dieser Veränderungen. Die erhöhte Sterblichkeit von Menschen mit Diabetes erklärt sich nicht allein durch Erkrankungen infolge von Veränderungen an den kleinen und großen Blutgefäßen, sondern auch durch das erhöhte Risiko für Krebserkrankungen. Patienten mit Typ-2-Diabetes mellitus leiden häufiger an bösartigen Erkrankungen, wie etwa der Bauchspeicheldrüse, der Leber, der Gallenblase, der Gallengänge, der Speiseröhre, des Magens und des Dickdarms. Auch erkranken sie früher und weisen geringere Überlebensraten als Menschen ohne Diabetes auf.

Menschen mit Typ-2-Diabetes sind zudem durch Beeinträchtigungen der Hirnleistungen und deren Verschlechterung im Alter gefährdet. So ist bei älteren Erwachsenen mit Typ-2-Diabetes der Abbau wichtiger Hirnleistungen doppelt so stark wie bei Menschen mit normalem Blutzucker. Auch erkranken Menschen mit Typ-2-Diabetes doppelt so oft an Demenz und sie versterben früher, wenn sie bereits an Demenz erkrankt sind. Insbesondere die Typ-2-Diabetes-Diagnose in jüngeren Lebensjahren geht mit einem früheren Demenzbeginn und einem erhöhten Demenzrisiko einher.

Nicht nur Menschen mit Diabetes, sondern auch solche mit Prädiabetes weisen eine beschleunigte Alterung des Gehirns auf, insbesondere bei Vorliegen weiterer Risikofaktoren für Herz- und Gefäßerkrankungen.

Wie entsteht Prädiabetes?

Ernährung, Bewegung, Schlaf und Stress: Viele Alltagsfaktoren beeinflussen unseren Stoffwechsel. Dieses Kapitel zeigt, wie Prädiabetes entsteht – und warum es keine »Schicksalsdiagnose« sein muss.

Wie wird der Blutzucker normalerweise reguliert?

Bei stoffwechselgesunden Menschen ist der Blutzuckerspiegel in engen Grenzen reguliert. Der Nüchternblutzucker überschreitet normalerweise nicht 100 mg/dl (5,6 mmol/l).

An der Regulation des Kohlenhydratstoffwechsels sind vor allem die beiden Hormone Insulin und sein natürlicher Gegenspieler Glukagon beteiligt. Der Name Insulin ist auf das lateinische Wort »insula« (Insel) zurückzuführen, da Insulin in den nach dem Erstbeschreiber benannten Langerhansschen Inselzellen der Bauchspeicheldrüse (Pankreas) gebildet wird. Die Inselzellen gehören zum endokrinen, also hormonbildenden Anteil der Bauchspeicheldrüse und sind eingebettet in den exokrinen Anteil, in dem Verdauungsenzyme gebildet und in den Zwölffingerdarm (Duodenum) freigesetzt werden. Die Insulin-produzierenden Inselzellen werden auch als Beta-Zellen (β-Zellen) bezeichnet und machen mehr als zwei Drittel der Inselzellen aus. Hingegen wird Glukagon in den sogenannten Alpha-Zellen (α-Zellen) gebildet, die bis zu ein Fünftel der Inselzellen umfassen. Während Glukagon, im Falle eines zu niedrigen Blutzuckers, den Blutzuckerspiegel durch vermehrte Freisetzung der in der Leber gespeicherten Glukose ansteigen lässt, senkt Insulin als einziges Hormon den Blutzuckerspiegel ab. Aber wie genau kommt es dazu?

Insulin lässt die Glukose in die Zellen

Nach der Nahrungsaufnahme und der Aufspaltung der Nahrung in ihre Einzelbestandteile Fett, Eiweiß und einfache Kohlenhydrate steigt der Blutzucker an. Dieser Anstieg wird von den β-Zellen in den Langerhansschen Inseln über entsprechende Sensoren wahrgenommen. Daraufhin wird das schon vorher gebildete und in besonderen abgegrenzten Bereichen gelagerte Insulin vermehrt freigesetzt.

Insulin dockt dann an seine Rezeptoren an, die wie kleine Antennen an der Zelloberfläche verschiedener Gewebe (Skelettmuskel, Leber, Fettgewebe u. a.), gelegen sind. Durch diese Interaktion wird eine Signalkaskade in Gang gesetzt, die zur Folge hat, dass Glukosetransporter von dem Zellinnern an die äußere Zellmembran gebracht werden und Glukose in die Zelle aufgenommen wird. Hingegen ist das Gehirn autark, da Nervenzellen Glukose unabhängig von Insulin aufnehmen können. In den Zellen stellt Glukose als eine Art Treibstoff die Energie zur Verfügung, die die Zellen zur Aufrechterhaltung ihrer Funktion benötigen. Glukose, die die Körperzellen nicht sofort verbrauchen, wird in der Leber und in den Muskeln in Form von Glykogen, einem komplexen Kohlenhydrat, gespeichert. Überschüssige Glukose wird in Fett umgewandelt, was die Entwicklung von Übergewicht begünstigen kann.

Merke: Insulin ist mit einem Schlüssel vergleichbar, der die Zellen aufschließt, damit Glukose in die Zelle gelangen kann.

Zusammenhang von Insulinsensitivität und -sekretion

Mit Insulinsensitivität ist die Insulinwirkung gemeint, also wie gut es Insulin gelingt, Glukose in die Zelle zu lassen. Hingegen versteht man unter Insulinsekretion die Fähigkeit der β-Zellen der Bauspeicheldrüse, Insulin freizusetzen. Zwischen Insulinsensitivität und -sekretion besteht ein antiproportionaler Zusammenhang: Je größer die Insulinsensitivität, desto geringer die Menge an Insulin, die benötigt wird, um nach einer Nahrungsaufnahme den Blutzucker wieder in den Normbereich zu bringen. Dies ist z. B. bei einem Menschen der Fall, der regelmäßig körperlich aktiv ist. Hingegen steigt mit abnehmender Insulinsensitivität der Bedarf an freizusetzendem Insulin nach Nahrungsaufnahme. Eine verminderte Insulinsensitivität liegt z. B. bei einem Menschen mit Adipositas vor.

Solange die β-Zellen in der Lage sind, die abnehmende Insulinsensitivität durch eine gesteigerte Insulinsekretion zu kompensieren, ist der Blutzucker normal (NGT). Nimmt jedoch die Fähigkeit zur Insulinproduktion ab, entstehen eine gestörte Nüchternglukose (IFG) und/oder eine gestörte Glukosetoleranz (IGT). In dem ersten Fall ist der Nüchternblutzucker erhöht und in dem zweiten Fall der Blutzucker nach einer Mahlzeit. Schreitet die Fehlfunktion der β-Zellen voran, entwickelt sich aus dem Ungleichgewicht zwischen Insulinwirkung (Insulinsensitivität) und Insulinfreisetzung (Insulinsekretion) ein Typ-2-Diabetes.

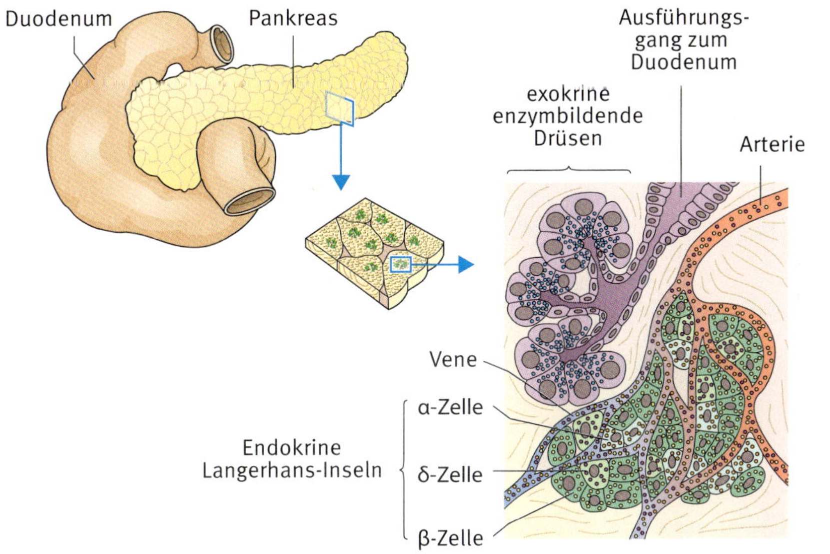

Aufbau der Bauspeicheldrüse.

Merke: Im Falle einer herabgesetzten Insulinwirkung klemmt der Schlüssel und die Zellen lassen sich nicht ohne Weiteres aufschließen.

Folgen der Insulinresistenz

Diesem Zustand, der auch als Insulinresistenz bezeichnet wird, versucht der Körper zu begegnen, indem einfach mehr Insulin aus den β-Zellen der Bauspeicheldrüse freigesetzt wird. Damit stehen mehr Schlüssel zur Verfügung. Dies geht eine Zeit lang gut, häufig sogar über Jahre. Irgendwann erschöpfen sich aber die β-Zellen der Bauchspeicheldrüse und sie produzieren immer weniger Schlüssel. Das ist genau der Moment, in dem erhöhte Blutzuckerwerte gemessen werden können. Dies ist zum einen dadurch bedingt, dass Glukose nicht in ausreichendem Maße vom Skelettmuskel aufgenommen wird, und zum anderen dadurch, dass aus der Leber vermehrt Glukose freigesetzt wird. Zudem gibt das Fettgewebe vermehrt Fettsäuren ab, die die Insulinresistenz weiter verstärken.

Dann besteht ein Prädiabetes, eine Vorstufe des Typ-2-Diabetes. Nimmt das Vermögen der β-Zellen, Insulin zu produzieren, weiter ab, steigen die Blutzuckerwerte weiter an und es entsteht ein Typ-2-Diabetes. Diese Veränderungen vollziehen sich über viele Jahre.

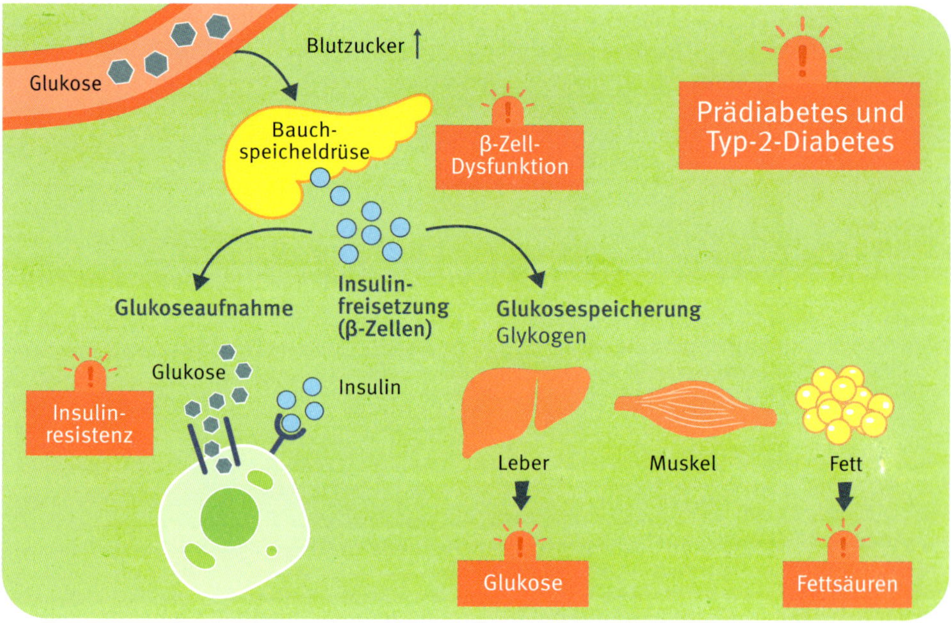

Entstehung von Prädiabetes und Typ-2-Diabetes.

Insulinresistenz entwickelt sich über Jahre

Veränderungen des Glukosestoffwechsels lassen sich allerdings schon frühzeitig erkennen. Man muss nur genau hinschauen. Eine Insulinresistenz lässt sich bereits mehr als zehn Jahre vor einer Diabetes-Diagnose durch geeignete Maßnahmen feststellen. Der Goldstandard für den Nachweis einer Insulinresistenz ist der hyperinsulinämische euglykämische Clamp. Dabei erhält der Proband über einen Zugang, der in einer Vene am Unterarm einliegt, in Abhängigkeit von seinem Gewicht eine definierte Menge Insulin, zunächst eine größere Menge und dann kontinuierlich eine kleinere Menge. Ziel ist es, einen normalen Blutzucker einzustellen. Dazu erhält der Proband über einen zweiten in einer Vene einliegenden Zugang eine hochprozentige Glukoselösung. Nach Erreichen eines Steady State, also eines konstanten Blutzuckers über mindestens 30 Minuten, ist die Menge an verabreichter Glukoselösung ein Maß für die Insulinsensitivität.

Je besser die Insulinsensitivität, je besser also die Wirkung des verabreichten Insulins, desto mehr Glukose ist vonnöten, um einen konstanten Blutzucker zu erreichen. Wenn hingegen die Insulinsensitivität und somit die Wirkung des verabreichten Insulins reduziert ist, wird nur wenig Glukoselösung benötigt, um einen stabilen Blutzucker zu erreichen. Allerdings ist der hyperinsulinämische euglykämische Clamp sehr aufwändig und zeitintensiv und bleibt deshalb klinisch-experimentellen Untersuchungen vorbehalten.

In der alltäglichen Praxis gibt es einige andere Parameter, die auf eine Insulinresistenz hinweisen. Dazu zählt beispielsweise der HOMA-Index (Homeostasis Model Assessment – Insulin Resistance-[HOMA-IR]), der aus Nüchternblutzucker und Nüchterninsulin und somit sehr viel weniger aufwändig berechnet wird. Während ein Wert von < 2 eine normale Insulinsensitivität anzeigt, spricht ein Wert von > 2,5 für eine Insulinresistenz. Allerdings bestehen ethnische und geschlechtsspezifische Unterschiede bei den Grenzwerten. Aus diesem Grunde empfehlen die nationalen und internationalen Diabetes-Fachgesellschaften HOMA-IR nicht als Screeninginstrument für einen Prädiabetes. Jedoch sollte bei Bestehen von Erkrankungen, die mit einer Insulinresistenz einhergehen, wie etwa einem Bluthochdruck, einer Fettstoffwechselstörung oder dem Polyzystischen Ovarialsyndrom (PCOS), eine weiterführende Beurteilung des Glukosestoffwechsels erfolgen.

Inverser Zusammenhang zwischen Insulinsensitivität und Insulinsekretion.

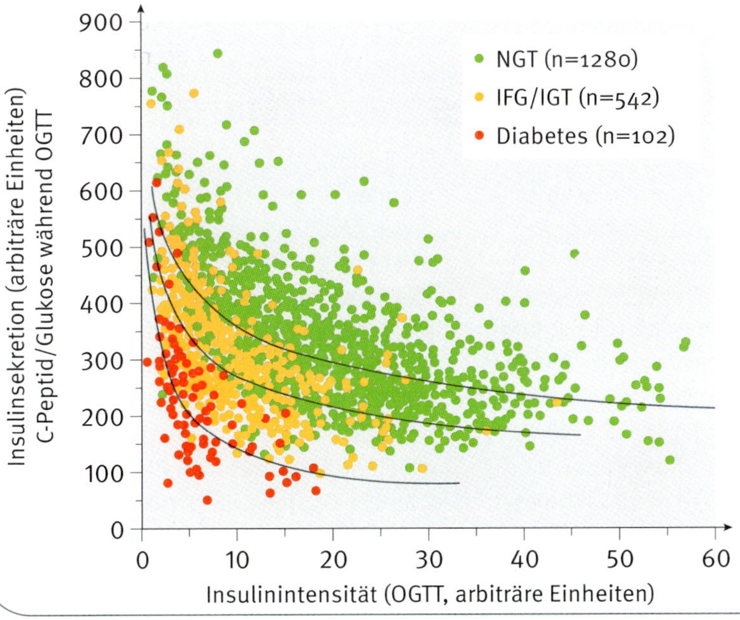

Häring H, Gallwitz B, Müller-Wieland D, Badenhoop K, Meier J, Usadel K, Mehnert H, Hrsg. Diabetologie in Klinik und Praxis. 7., vollständig überarb. und erw. Aufl. Stuttgart: Thieme; 2021. Aus: Wagner R, Häring HU, Fritsche A. Phänotypen des Prädiabetes und des Typ-2-Diabetes. Dtsch Med Wochenschr 2014; 139(21): 1109–13.

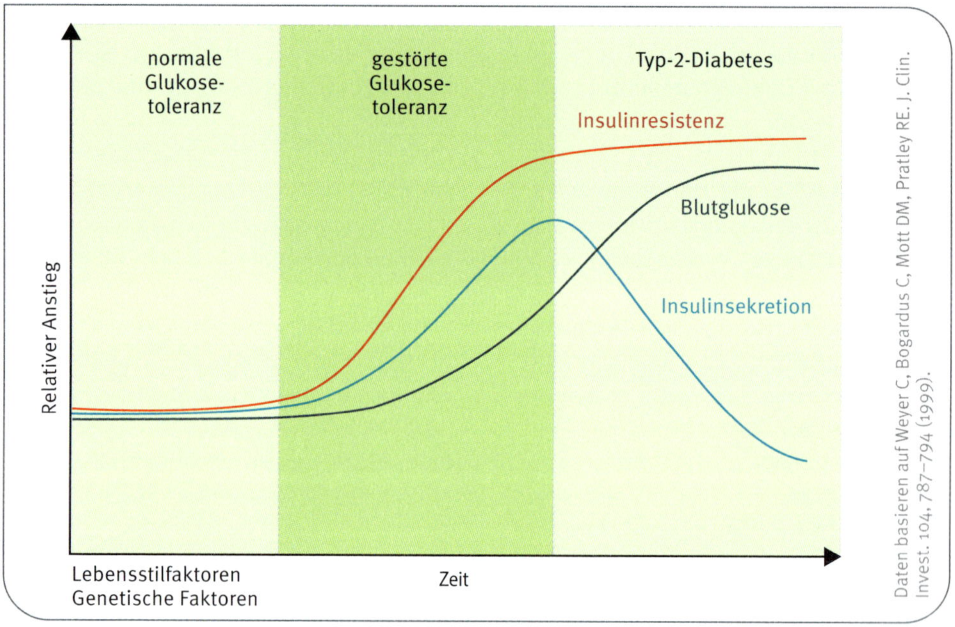

Entwicklung von Typ-2-Diabetes.

Die verschiedenen Diabetestypen

Der Typ-2-Diabetes, der sich wie zuvor geschildert aus einer Insulinresistenz und einer gestörten Insulinsekretion ergibt, ist bei weitem nicht der einzige Diabetestyp. Es existieren noch drei weitere Diabetestypen.

Dazu gehört der Typ-1-Diabetes, bei dem es infolge einer autoimmun vermittelten Zerstörung der β-Zellen der Bauchspeicheldrüse zu einem absoluten Insulinmangel kommt. Dieser Diabetestyp wird von Anfang an und ausschließlich mit Insulin behandelt. Typischerweise tritt der Typ-1-Diabetes im Kindes- und Jugendalter auf, kann sich aber auch im höheren Lebensalter erstmals manifestieren.

Hingegen erkranken infolge der zunehmenden Adipositas immer mehr Menschen bereits in jungen Jahren an einem Typ-2-Diabetes. Abhängig davon, welche Störung des Glukosestoffwechsels führend ist – steht die Insulinresistenz oder der Insulinsekretionsdefekt im Vordergrund? –, können sich Menschen mit Typ-2-Diabetes in ihrem äußeren Erscheinungsbild deutlich unterscheiden. Dies hat Wissenschaftler dazu veranlasst, eine neue Diabetesklassifikation zu entwickeln, die die unterschiedlichen Ausprägungen der Auffälligkeiten des Glukosestoffwechsels berücksichtigt. Auch wenn diese Klassifikation noch nicht Einzug in die klinische Praxis gefunden hat, verdeutlicht sie, wie unterschiedlich Menschen mit Typ-1- und Typ-2-Diabetes hinsichtlich der zugrundeliegenden Veränderungen im Glukosestoffwechsel sein können:

- schwerer Autoimmun-Diabetes (SAID)
- schwerer Insulinmangel-betonter Diabetes (SIDD)
- schwerer Insulinresistenz-betonter Diabetes (SIRD)
- moderater Übergewichtsdiabetes (MOD)
- moderater Altersdiabetes (MARD)

Diese fünf neuen Subtypen des Diabetes gehen mit sehr unterschiedlichen Krankheitsverläufen einher. Insbesondere Menschen mit einem schweren Insulinresistenz-betonten Diabetes (SIRD) weisen ein erhöhtes Risiko für Diabeteskomplikationen, wie etwa eine Nervenschädigung, auf.

Aber zurück zur aktuellen Klassifikation: Der Typ-3-Diabetes fasst seltene unterschiedliche Diabetesformen zusammen, wie etwa solche, die durch Erkrankungen der Bauchspeicheldrüse bedingt sind, oder genetisch bedingte Diabetesformen. Häufig wird bei diesen Diabetesformen eine Insulintherapie erforderlich.

Zeitverlauf der Veränderungen des Glukosestoffwechsels.

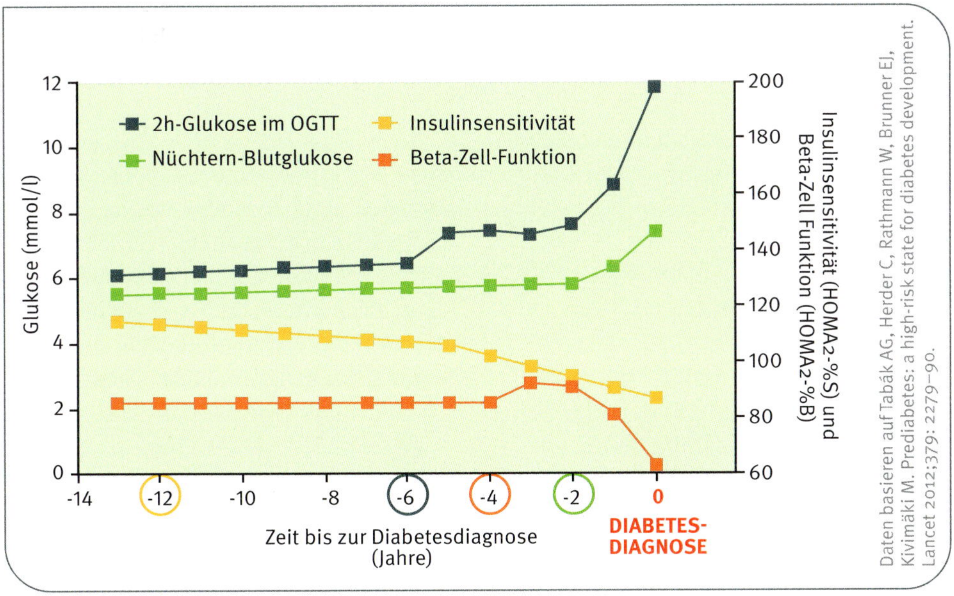

Daten basieren auf Tabák AG, Herder C, Rathmann W, Brunner EJ, Kivimäki M. Prediabetes: a high-risk state for diabetes development. Lancet 2012;379: 2279–90.

Zu nennen ist auch noch der Schwangerschaftsdiabetes, der auch als Typ-4-Diabetes bezeichnet wird. Beim Schwangerschaftsdiabetes handelt es sich um eine Störung der Glukosehomöostase, die erstmals während einer Schwangerschaft auftritt. Seine Therapie umfasst insbesondere eine Änderung des Lebensstils im Sinne einer ausgewogenen Ernährung und vermehrter körperlicher Aktivität. Gelegentlich wird aber auch eine Insulintherapie erforderlich. Meist bildet sich die Glukosestoffwechselstörung nach der Schwangerschaft wieder komplett zurück. Allerdings weisen die betroffenen Frauen ein erhöhtes Risiko auf, an einem Typ-2-Diabetes zu erkranken. Aus diesem Grunde sollten Frau mit einem Schwangerschaftsdiabetes nach der Schwangerschaft in regelmäßigen Abständen den Glukosestoffwechsel überprüfen lassen, etwa in Form eines oralen Glukosetoleranztests (Zuckerbelastungstests).

Merke: Die Schwangerschaft stellt infolge der mit ihr einhergehenden Insulinresistenz einen Crashtest für den Glukosestoffwechsel dar.

Risikofaktoren für einen Typ-2-Diabetes

Weitere Risikofaktoren für den Typ-2-Diabetes umfassen beeinflussbare, wie Adipositas und körperliche Inaktivität, sowie nicht beeinflussbare, wie Alter und eine genetische Veranlagung. Das ist jedoch nicht gleichbedeutend damit, dass jeder Mensch mit einem genetisch bedingt erhöhten Diabetesrisiko seinem Schicksal hoffnungslos ausgeliefert ist und zwangsläufig an Typ-2-Diabetes erkranken muss. Durch eine gesundheitsförderliche Lebensweise, die eine ausgewogene Ernährung und eine regelmäßige körperliche Aktivität umfasst, lässt sich die Manifestation eines Typ-2-Diabetes hinauszögern oder sogar verhindern.

Bestimmen Sie Ihr Diabetesrisiko

Mit geeigneten Fragebögen, wie etwa FINDRISK oder dem Deutschen Diabetes-Risiko-Test, können Sie ermitteln, ob bei Ihnen ein erhöhtes Diabetesrisiko besteht. Diese Fragebögen stehen auch online zur Verfügung (Anhang, Seite 166).

Sollte sich ein erhöhtes Diabetesrisiko bei Ihnen ergeben, stehen verschiedene diagnostische Möglichkeiten zur Beurteilung des Glukosestoffwechsels zur Verfügung. Dazu zählen der Nüchternblutzucker, der 2-Stunden-Blutzuckerwert im oralen Glukosetoleranztest (Zuckerbelastungstest) sowie das HbA_{1c}. Abhängig von der Höhe der Werte liegt ein Normalbefund, ein Prädiabetes oder ein Diabetes vor.

Grundlagen der Behandlung des Typ-2-Diabetes

Rund 80 % der Menschen mit Typ-2-Diabetes sind von Übergewicht oder Adipositas betroffen. Aus diesem Grund zielt die Basistherapie des Typ-2-Diabetes meist auf eine Gewichtsreduktion durch Steigerung der Aktivität und Kalorienreduktion ab. Sollten diese Maßnahmen nicht ausreichend sein, um normnahe Blutzuckerwerte zu erzielen, wird eine medikamentöse Therapie erforderlich. Ein grundlegendes Medikament ist Metformin, das unter anderem die Insulinwirkung an der Leber steigert. Sollte ein erhöhtes Risiko für Herz-Kreislauf-Erkrankungen oder Nierenerkrankungen vorliegen, ist die Therapie frühzeitig um einen SGLT-2-Hemmer und/oder einen GLP-1-Rezeptoragonisten zu ergänzen, für die gezeigt werden konnte, dass sie neben ihrer blutzuckersenkenden Wirkung Herz und Nieren schützen und die Sterblichkeit vermindern.

Eine weitere neuere Therapieoption stellt ein sogenanntes duales Inkretinmimetikum dar, das nicht nur an den GLP-1-Rezeptor, sondern auch an den GIP-Rezeptor bindet. GIP steht für »glukoseabhängiges insulinotropes Peptid«, ein weiteres Darmhormon. Die Aktivierung beider Rezeptoren führt zu einer deutlichen und anhaltenden Abnahme des Blutzuckers und des Körpergewichts. Aus diesem Grunde ist der GIP-/GLP-1-Rezeptoragonist ebenso wie die GLP-1-Rezeptoragonisten sowohl für die Behandlung des Typ-2-Diabetes als auch der Adipositas zugelassen.

Mit Fortschreiten der Erkrankung kann eine Insulintherapie erforderlich werden. Häufig reicht in diesen Fällen zunächst die Gabe eines langwirksamen Insulins einmal am Tag aus. Gelegentlich muss diese um ein kurzwirksames Insulin, das zu den Mahlzeiten gegeben wird, ergänzt werden.

Ozempic und Oatzempic

Die Abnehmspritze ist in aller Munde. Häufig wird – fälschlicherweise – Ozempic synonym zur Abnahmespritze verwendet. Dabei handelt es sich um den Handelsnamen des Wirkstoffes Semaglutid, einem GLP-1-Rezeptoragonisten. Allerdings ist Ozempic gar nicht zur Adipositas-Behandlung zugelassen, sondern zur Behandlung des Typ-2-Diabetes.

Zugelassen zur Adipositas-Behandlung ist hingegen Wegovy, das ebenfalls den Wirkstoff Semaglutid enthält. In demselben Atemzug wird inzwischen auch Mounjaro genannt, das sowohl zur Behandlung des Typ-2-Diabetes als auch der Adipositas verwendet werden darf. Mounjaro enthält als Wirkstoff Tirzepatid, einen GIP-/GLP-1-Rezeptoragonisten. Tirzepatid imitiert also sowohl die Wirkung von GLP-1 als auch von GIP und wirkt sich so sehr günstig auf den Blutzucker und das Körpergewicht aus.

SGLT-2-Hemmer und GLP-1-Rezeptoragonisten

SGLT-2 steht für »sodium-glucose cotransporter-2 inhibitor«. Durch Hemmung dieses Glukosetransporters in der Niere wird mehr Glukose über den Urin ausgeschieden und darüber der Blutzucker abgesenkt.
GLP-1 ist die Abkürzung für das Darmhormon Glucagon-like Peptide-1. Infolge der Nachahmung seiner Wirkung durch GLP-1-Rezeptoragonisten sinkt der Blutzucker durch eine vermehrte nahrungsabhängige Insulinfreisetzung. Zudem wird auch das Körpergewicht günstig beeinflusst, unter anderem durch ein gesteigertes Sättigungsgefühl und eine verzögerte Magenentleerung.

Voraussetzung der Verschreibung von Semaglutid ebenso wie Tirzpatid zur Gewichtsreduktion ist das Vorliegen einer Adipositas, also einem Body-Mass-Index (BMI) von mindestens 30 kg/m², oder einem BMI von mindestens 27 kg/m², wenn eine Folgeerkrankung der Adipositas besteht, wie etwa ein Bluthochdruck oder eine Fettstoffwechselstörung. Diese Therapie wird nicht von den Krankenkassen übernommen. Die Kosten müssen von den Betroffenen selbst übernommen werden. Aus diesem Grund und angesichts der anfangs eingeschränkten Verfügbarkeit von Semaglutid war der Wunsch groß nach möglichen Alternativen.

»Oatzempic« wird in den sozialen Medien als eine solche Alternative angepriesen. Dabei handelt es sich um ein Wortspiel, da der Begriff auf der einen Seite an Ozempic erinnert und auf der anderen Seite den englischen Begriff »oats«, übersetzt Hafer, beinhaltet. Oatzempic ist ein Drink, der aus Haferflocken, Wasser und Limette zubereitet wird und im Mixer hergestellt wird. Tatsächlich werden Haferflocken aufgrund ihres hohen Ballaststoffgehaltes günstige Wirkungen auf Blutzucker, Blutfette und Blutdruck zugeschrieben. Ballaststoffe haben positive Effekte auf die Darmflora, der eine wichtige Rolle in der Stoffwechselgesundheit zukommt. Ballaststoffe können durch bestimmte Darmbakterien zu kurzkettigen Fettsäuren abgebaut werden, die zu einer vermehrten GLP-1-Freisetzung führen können. Zudem werden mit diesem Hafergetränk nur wenige Kalorien aufgenommen, was eine Gewichtsreduktion begünstigt. Allerdings ist nicht davon auszugehen, dass Oatzempic zu einem Gewichtsverlust führt, wie er unter der Behandlung mit einem GLP-1- oder GIP-/GLP-1-Rezeptoragonisten zu beobachten ist. Auch ist zu befürchten, dass es zu einer Mangelernährung kommt, wenn dieser Diätansatz längerfristig erfolgt.

Anstatt auf diesen »Zaubertrank« zu setzen, ist vielmehr eine ausgewogene und ballaststoffreiche Ernährung angeraten, wie etwa eine mediterrane oder allgemein pflanzenbasierte Kost. In dem Wissen, dass die körpereigene GLP-1-Ausschüttung neben komplexen Kohlenhydraten auch durch Proteine und günstige Fette angeregt wird, bieten sich vor allem die nachfolgenden Nahrungsmittel für ein längeres Sättigungsgefühl und eine schonende Gewichtsabnahme an:

- Vollkorngetreide: Hafer und Vollkornreis sind reich an Ballaststoffen, die helfen, den Blutzucker stabil zu halten.
- Hülsenfrüchte: Kichererbsen, Bohnen und Linsen sind reich an Ballaststoffen und Proteinen, die zur Blutzuckerkontrolle beitragen und die Darmgesundheit fördern.
- Obst, Gemüse und grünes Blattgemüse: Sie enthalten viele Ballaststoffe und Mikronährstoffe, die zur Regulierung des Blutzuckerspiegels beitragen und die allgemeine Gesundheit verbessern.
- Eier: Sie enthalten viel Eiweiß und einfach ungesättigte Fettsäuren, die das Sättigungsgefühl fördern können.
- Gesunde Fette: Nüsse und gesunde Öle sättigen und wirken sich positiv auf Blutfette und Blutdruck aus.

Diagnose von Prädiabetes und Diabetes.

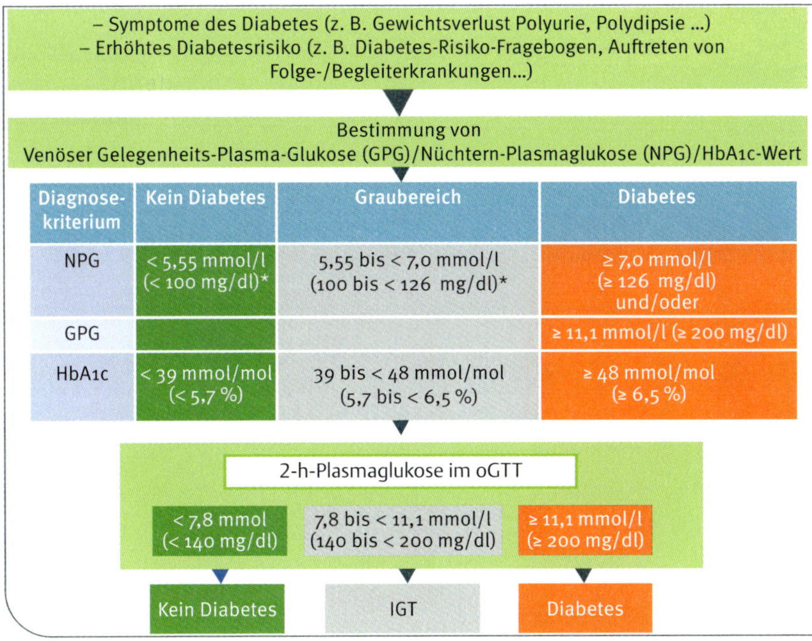

* Eine normale Nüchtern-Plasmaglukosekonzentration (< 5,55 mmol/l; < 100 mg/dl) schließt einen manifesten Diabetes nicht aus.

Schwarz T, Niederau C, Pleus S et al. Definition, Klassifikation, Diagnostik und Differenzialdiagnostik des Diabetes mellitus: Update 2024. Diabetologie und Stoffwechsel 2024; 19(S02): 125 - 137. doi:10.1055/a-2312-0252

Was Sie selbst tun können

Die gute Nachricht: Sie können etwas tun! Hier erhalten Sie konkrete erste Tipps, um Ihren Blutzucker zu stabilisieren und Ihren Stoffwechsel wieder ins Gleichgewicht zu bringen – machbar, alltagstauglich und wirkungsvoll.

Lebensstiländerung verhindert Diabetes

Die Wirksamkeit einer Lebensstil-/Verhaltenstherapie zur Vorbeugung gegen einen Typ-2-Diabetes bei Menschen mit einem erhöhten Diabetesrisiko konnte in drei groß angelegten Untersuchungen in den USA (Diabetes Prevention Program), Finnland (Finnish Diabetes Study) und China (Da Qing IGT and Diabetes Study) eindrucksvoll gezeigt werden. Die Veränderungen im Lebensstil in diesen Untersuchungen zielten auf eine Verringerung der Kalorienzufuhr (etwa 500–1000 Kilokalorien [kcal]/Tag) und eine Erhöhung der körperlichen Aktivitäten ab.

Wichtige Ziele waren zudem:

- > 15 g/1000 kcal Ballaststoffe
- < 30 % der Gesamtenergiezufuhr aus Fett
- < 10 % der Gesamtenergiezufuhr aus gesättigten Fettsäuren
- Moderate Bewegung > 30 Minuten pro Tag
- Reduktion des Körpergewichts um ≥ 5 %

Infolge dieser Lebensstiländerung konnte das Diabetesrisiko nach vier Jahren um mehr als die Hälfte reduziert werden. Somit waren die Umstellung der Ernährung und die vermehrte körperliche Aktivität fast doppelt so wirksam bei der Vorbeugung gegen einen Typ-2-Diabetes wie eine Therapie mit einem Diabetesmedikament.

Selbst bei einer nur moderaten Gewichtsabnahme kann eine Lebensstiländerung, die eine ausgewogene Ernährung und regelmäßige Bewegung umfasst, das Diabetesrisiko deutlich verringern. Kleine, kontinuierliche Schritte können also große Veränderungen herbeiführen.

Bemerkenswert ist, dass auch nach 10 und 15 Jahren das Diabetesrisiko immer noch um etwa ein Drittel vermindert war, obwohl viele Teilnehmenden in der Zwischenzeit wieder ihr Ausgangsgewicht erreicht hatten. Neben den positiven Effekten auf die Entwicklung eines Typ-2-Diabetes konnten durch die Lebensstiländerung die Anzahl von Herz-Kreislauf-Erkrankungen und sogar die Sterblichkeit reduziert werden.

Welche Ernährung empfehlen die Fachgesellschaften?

Auf der Grundlage dieser Ergebnisse empfiehlt die Amerikanische Diabetesgesellschaft, als eine der führenden Fachgesellschaften weltweit, eine Reduktion des Körpergewichts um etwa 10% und die Beibehaltung dieses niedrigeren Gewichts, um das Fortschreiten des Prädiabetes zum Typ-2-Diabetes zu verhindern. Das tägliche Einsparen von 500–1000 kcal kann zu einem derartigen Gewichtsverlust innerhalb von sechs Monaten führen.

Im Allgemeinen sollten Diäten, die eine tägliche Kalorienzufuhr von weniger als 800 kcal vorsehen, gemieden werden. Sie bewirken zwar zu Beginn einen stärkeren Gewichtsverlust, allerdings nicht langfristig. Zudem bergen sie ein höheres Risiko für Komplikationen wie Gallensteine.

Durch unterschiedliche Ernährungsweisen wie Low-Carb, Low-Fat oder die mediterrane Diät können Sie Gewicht verlieren. Keiner dieser Ansätze scheint im langfristigen Verlauf dem anderen überlegen zu sein. Bei erfolgreichen Diätansätzen werden weniger Kalorien, Kohlenhydrate und gesättigte Fettsäuren und mehr Ballaststoffe und insbesondere pflanzliche Proteine aufgenommen. Das Ernährungsschema und die Verteilung der Makronährstoffe sollten individuell auf Ihre Vorlieben und Lebensumstände abgestimmt werden, wobei Ihr Lebensstil, Ihre Ernährungsgewohnheiten, Ihre Vorlieben und Ihre Stoffwechselziele zu berücksichtigen sind.

Merke: Berücksichtigen Sie bei einer Lebensstiländerung Ihre Vorlieben und Lebensumstände – nur so haben Sie langfristig Erfolg!

Knopf am Arm – ist CGM sinnvoll?

Sicher sind Ihnen im Sommer, im Freibad oder beim Sport in den letzten Jahren vermehrt Menschen mit einem »Knopf« am Arm aufgefallen …

CGM ist eine Abkürzung und steht für »Continuous glucose monitoring«, also »kontinuierliches Glukosemonitoring«. CGM-Geräte messen durchgehend alle fünf Minuten über einen Sensor im Unterhautfettgewebe den Glukosespiegel in der Gewebeflüssigkeit und übermitteln die Werte an ein Empfangsgerät. Da dies in Echtzeit erfolgt, wird das Verfahren auch als rtCGM bezeichnet, wobei »rt« für »real time« steht. Zu beachten ist, dass die Messung im Unterhautfettgewebe bei CGM zu einer Zeitverzögerung führt, wodurch der gemessene Wert 10–20 Minuten hinter dem im Blut gemessenen Wert zurückbleibt. Im Gegensatz zur blutigen Glukosemessung erhalten CGM-Nutzer jedoch über den Tag sehr viel mehr Glukosewerte. Deshalb bietet sich CGM insbesondere für Menschen an, die oft ihren Glukosespiegel kontrollieren und ihre Insulindosis entsprechend anpassen müssen. Darüber hinaus machen es Alarmfunktionen, die sich individuell einstellen lassen, möglich, Unter- und Überzuckerungen frühzeitig zu bemerken und schwere Stoffwechselentgleisungen zu verhindern. CGM stellt somit eine enorme Erleichterung im Umgang mit der Diabeteserkrankung dar und trägt meist zu einer Optimierung der Diabetesbehandlung bei.

Aber ergibt CGM auch für Stoffwechselgesunde oder Menschen mit einem erhöhten Diabetesrisiko Sinn? Verschiedene Influencer möchten dies ihre Follower jedenfalls glauben lassen und propagieren eine kontinuierliche Glukosemessung auch bei Menschen, die keinen Diabetes haben. Sie begründen dies mit der besseren Steuerbarkeit einer glukosebewussten Ernährung. Allerdings existieren augenblicklich weder Referenzwerte für die erhobenen CGM-Daten, noch sind Definitionen für normale Glukosemuster standardisiert. Auch konnten weder für eine glukosebewusste Ernährung noch für das Tragen eines CGM-Gerätes bei Stoffwechselgesunden positive Effekte wissenschaftlich belegt werden. Aus diesem Grund empfiehlt die Deutsche Diabetes Gesellschaft (DDG) CGM bei Menschen ohne Diabetes nicht. Aus den erhobenen Werten ergeben sich keine Handlungsanweisungen. Auch kann anhand der gemessenen Werte nicht die Diagnose »Diabetes« gestellt werden, da dies eine Glukosemessung im Venenblut voraussetzt. Da Glukosespiegel natürlichen Schwankungen unterliegen, könnten das exzessive Messen und die zwanghafte Kontrolle von Körperfunktionen zudem zu einer psychischen Belastung führen und das Auftreten von Essstörungen bei Menschen mit einer entsprechenden Prädisposition begünstigen.

Darüber hinaus geht CGM mit erheblichen Kosten einher und es entsteht durch das regelmäßige Austauschen des Sensors Elektroschrott, für dessen Entsorgung noch keine Lösungen gefunden wurden. Erste Ergebnisse weisen auf einen möglichen Nutzen von CGM im Hochleistungssport insbesondere bei Ausdauerathleten hin, die auf eine externe Glukosezufuhr zur Aufrechterhaltung einer hohen Leistung über einen langen Zeitraum angewiesen sind. Mit Hilfe von CGM könnten Strategien zur individuellen Glukosezufuhr vor, während und nach dem Sport entwickelt werden.

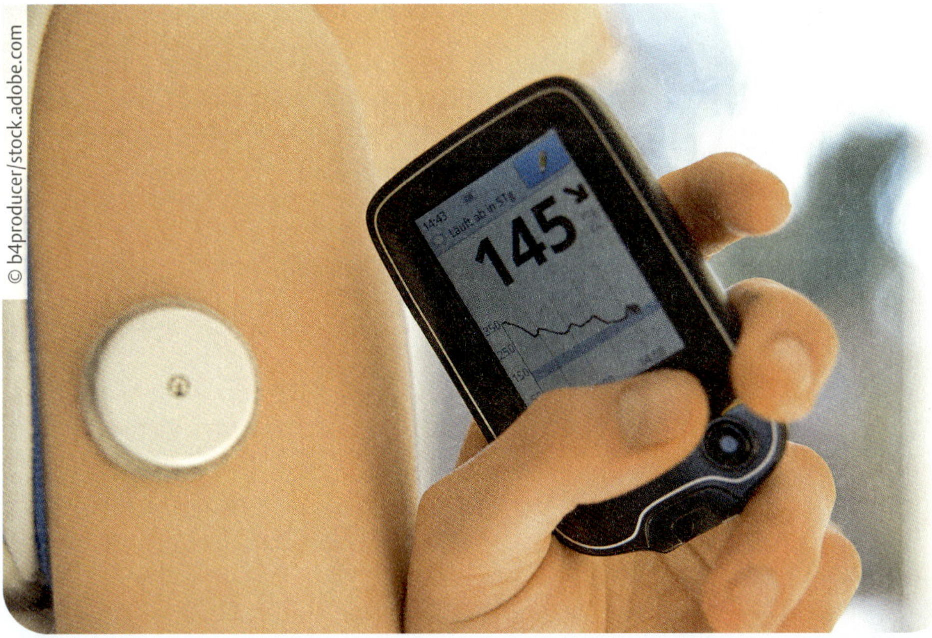

Für viele Diabetespatienten ein wichtiger »Begleiter«.

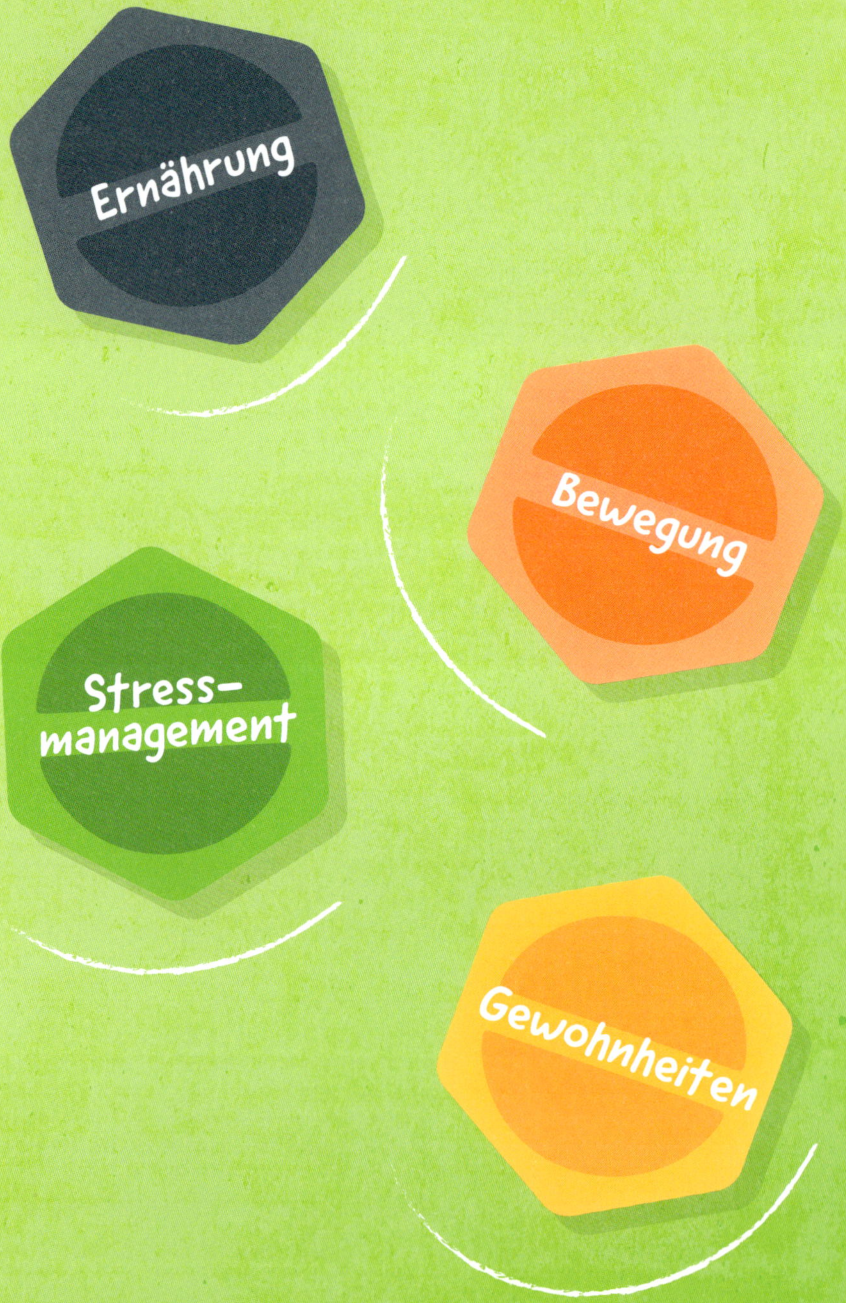
Ernährung
Bewegung
Stress-
management
Gewohnheiten

Die Stellschrauben zurück zur Gesundheit

Nachfolgend zeigen wir, an welchen vier Stellschrauben Sie drehen können, um Ihren Stoffwechsel nachhaltig zu verbessern. Es geht nicht um Verzicht, sondern um bewusste Entscheidungen für mehr Energie, Lebensfreude und Gesundheit im Alltag.

Bewusste Entscheidung für einen gesunden Lebensstil

Vier Stellschrauben, mit denen Sie aktiv Ihren Blutzucker und Ihr Wohlbefinden beeinflussen können.

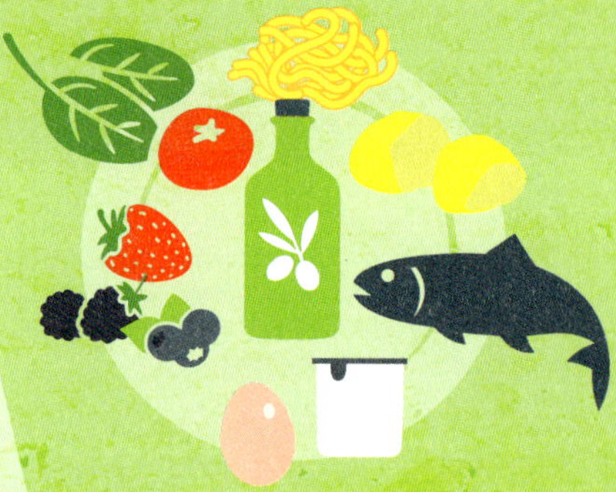

1. Ernährung – Mediterran genießen

Der gesunde Teller (angelehnt an die mediterrane Ernährung): Die Kombination aus viel Gemüse, Eiweiß – z. B. aus Hülsenfrüchten, Fisch oder Milchprodukten – sowie gesunden Fetten und komplexen Kohlenhydraten hilft, den Blutzuckerspiegel stabil zu halten.

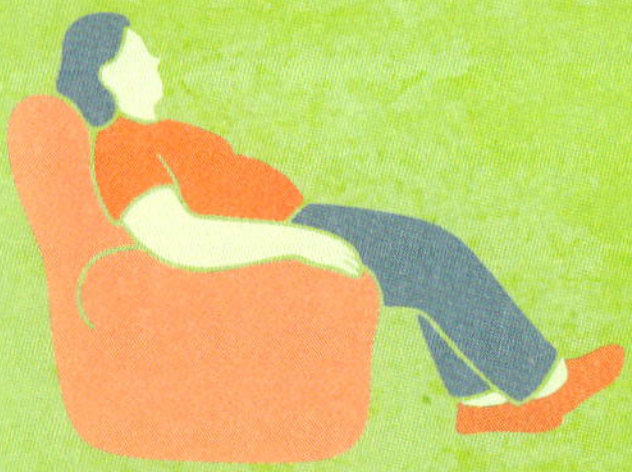

2. Bewegung – Unser Körper will Aktivität

Regelmäßige Bewegung hält den Blutzucker im Gleichgewicht – schon kurze Einheiten im Alltag wirken Wunder.

Bewegungssnacks – mehrmals täglich ein paar Minuten aktiv sein!

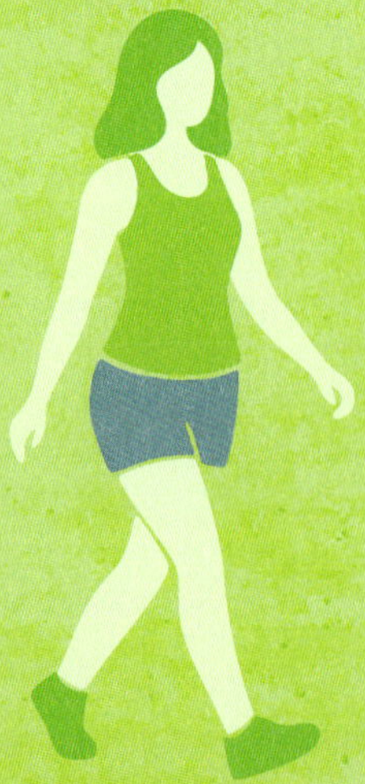

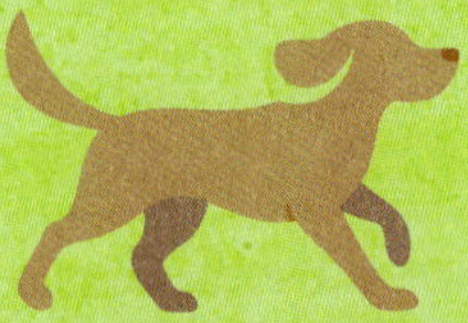

3. Stressmanagement – Balance für Körper und Geist

Zu viel negativer Stress (Distress) belastet Körper und Psyche – bewusste Pausen helfen, wieder ins Gleichgewicht zu kommen.

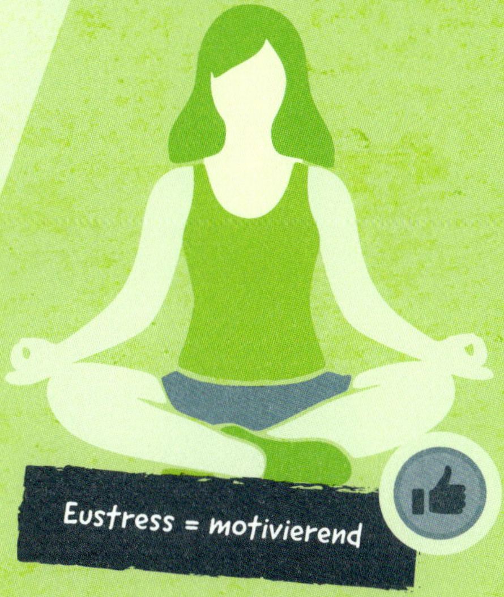

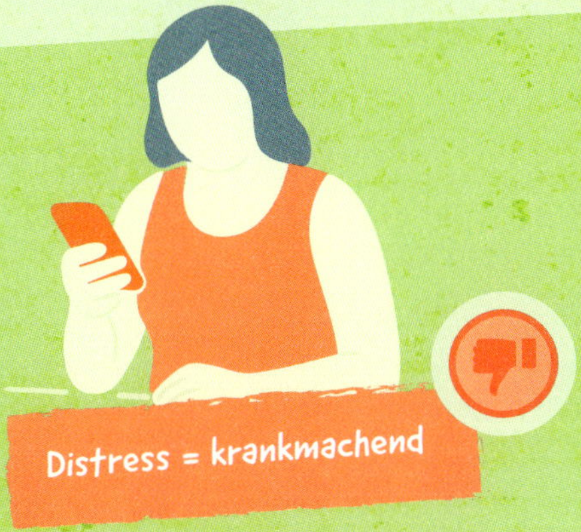

4. Gewohnheiten – Störfaktoren erkennen & verändern

Rauchen: hemmt Insulinproduktion und fördert Entzündungen

Alkohol: die kleinste Menge kann schaden – auch das tägliche Glas Wein

Schlafmangel: stört die Hormonbalance, fördert Gewichtszunahme und Insulinresistenz

Die Chance, das Ruder herumzureißen

Prädiabetes ist wie eine Ampel, die auf Gelb schaltet – ein Warnsignal, das zum Innehalten und Umdenken auffordert.

Doch genau hier liegt die Chance: Jetzt ist der Moment, aktiv zu werden und die Weichen für Ihre Gesundheit neu zu stellen. Es ist ein großer Vorteil, wenn ein Prädiabetes erkannt wird. Nur so kann die Erkrankung Typ-2-Diabetes mellitus hinausgezögert und im besten Fall verhindert werden. Dies beweisen zahlreiche Studien, in denen Menschen mit Prädiabetes ihren Lebensstil angepasst haben und somit die Entstehung des Typ-2-Diabetes abwenden konnten.

Starten Sie jetzt – für mehr Energie, Wohlbefinden und ein gesundes Leben! Ihre insulinproduzierenden Zellen in der Bauchspeicheldrüse sind durch die jahrelange Überproduktion überlastet. Eine Veränderung des Lebensstils – insbesondere der Ernährungsgewohnheiten – spielt eine zentrale Rolle für Ihre Entlastung. Doch Ernährung ist nur ein Teil des Puzzles: Bewegung, Stressmanagement und gesunde Gewohnheiten sind ebenso entscheidend. Dieses Buch zeigt Ihnen, wie Sie mit mediterraner Ernährung, gezielter Bewegung und praktischen Strategien für Stress- und Schlafmanagement Ihren Lebensstil nachhaltig verbessern können. Sie erhalten einen klaren Fahrplan in vier Schritten, der Ihnen hilft, alte Gewohnheiten zu durchbrechen und neue, gesunde Routinen zu etablieren.

Prädiabetes muss nicht in einen Typ-2-Diabetes münden – nutzen Sie diese Chance, um Ihr Leben aktiv und selbstbestimmt zu gestalten. Kleine Schritte heute können große Veränderungen für Ihre Zukunft bewirken.

Was bedeutet ein angepasster Lebensstil?

Bedeutet es etwa »Heute schon leben wie ein Mensch mit Diabetes, damit morgen die Erkrankung nicht diagnostiziert wird«? Nein. Es geht um eine bewusste Entscheidung für eine gesunde Lebensweise – nicht nur zur Vermeidung von Diabetes, sondern zum Schutz der gesamten Gesundheit. Im Mittelpunkt stehen Wohlbefinden, Selbstbestimmung und Unabhängigkeit. Gesundheit zu erhalten und zu schützen ist der Kerngedanke der Prävention – und vor allem eine große Chance, die Fäden selbst in der Hand zu behalten.

An welchen Schrauben lässt sich drehen?

Stellschraube Ernährung

Die Ernährung hat einen wesentlichen Einfluss auf den Blutzuckerspiegel. Sowohl die Auswahl der Lebensmittel als auch der Zeitpunkt der Mahlzeiten spielen eine entscheidende Rolle bei der Regulation des Stoffwechsels. Bestimmte Nahrungsmittel führen zu einem starken und schnellen Anstieg des Blutzuckerspiegels, sogenannten »Peaks«. Diese hohen Werte lösen eine vermehrte Ausschüttung des Hormons Insulin aus, das dafür sorgt, dass die aufgenommene Glukose aus dem Blut in die Zellen transportiert wird. Je häufiger und ausgeprägter diese Blutzuckerspitzen auftreten, desto stärker wird die Bauchspeicheldrüse gefordert, kontinuierlich Insulin zu produzieren.

Auf Dauer kann eine dauerhaft erhöhte Insulinproduktion dazu führen, dass die Körperzellen zunehmend unempfindlich auf das Hormon reagieren – ein Zustand, der als Insulinresistenz bezeichnet wird. Diese reduzierte Insulinwirkung bewirkt, dass der Körper immer größere Mengen Insulin ausschütten muss, um den Blutzucker im Normbereich zu halten. Bleibt diese Entwicklung über längere Zeit bestehen, steigt das Risiko für die Entstehung eines Typ-2-Diabetes erheblich.

Der gesunde Teller

Ein wesentlicher Ansatz zur Vorbeugung und Behandlung einer Insulinresistenz besteht in der Wahl einer blutzuckerfreundlichen Ernährung. Die traditionelle mediterrane Kost hat sich in zahlreichen wissenschaftlichen Untersuchungen als besonders vorteilhaft für den Stoffwechsel erwiesen. Sie basiert auf einer vielseitigen Auswahl frischer und unverarbeiteter Lebensmittel, die durch ihre spezielle Nährstoffzusammensetzung dazu beiträgt, den Blutzucker stabil zu halten, Entzündungen im Körper zu reduzieren und die Insulinempfindlichkeit der Zellen zu verbessern. Durch die richtige Verteilung von Gemüse, Eiweiß und komplexen Kohlenhydraten wird die Insulinausschüttung moduliert und Blutzuckerspitzen vermieden. Die mediterrane Ernährungsweise zeichnet sich durch folgende Kernelemente aus:

50 % des Tellers: Gemüse & Obst. Der größte Teil der Mahlzeit sollte aus Gemüse bestehen – idealerweise drei Portionen Gemüse und zwei Portionen Obst pro Tag. Die Vielfalt der Farben liefert unterschiedliche Vitamine, Mineralstoffe und sekundäre Pflanzenstoffe, die entzündungshemmend wirken und den Blutzucker regulieren können.

Besonders empfehlenswert: Brokkoli, Spinat, Paprika, Zucchini, Tomate, Kohl, Beeren, Granatäpfel.

Tipp: Starten Sie Ihre Mahlzeit mit einer Portion Gemüse! Ballaststoffreiche Gemüsesorten verlangsamen die Aufnahme von Kohlenhydraten ins Blut, sodass der Blutzuckerspiegel nur langsam ansteigt und Insulin gleichmäßiger ausgeschüttet wird.

50 % Obst & Gemüse, 25 % komplexe Kohlenhydrate, 25 % Eiweiß und gesunde Fette.

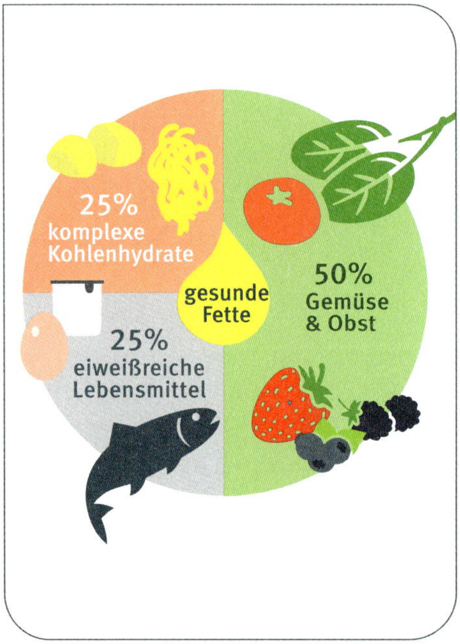

25 % des Tellers: komplexe Kohlenhydrate. Kohlenhydrate sind nicht grundsätzlich schlecht – entscheidend ist die Qualität! Vollkornprodukte enthalten viele Ballaststoffe, die für eine langsamere Zuckeraufnahme sorgen. Hülsenfrüchte sind ebenfalls eine hervorragende Alternative.

Besser als Weißmehl: Vollkornprodukte, Quinoa, Linsen, Kichererbsen, Bohnen.

Extra-Tipp: Kartoffeln abgekühlt und erneut erwärmt verzehren – so entsteht resistente Stärke, die den Blutzucker weniger stark ansteigen lässt.

25 % des Tellers: eiweißreiche Lebensmittel. Eiweiß spielt eine wichtige Rolle beim Muskelerhalt, der Zellregeneration und der Stabilisierung des Blutzuckerspiegels. Eine ausreichende Eiweißzufuhr hilft zudem, Heißhungerattacken zu vermeiden und länger satt zu bleiben.

Gute Eiweißquellen: Fisch, mageres Fleisch, Eier, Tofu, Hülsenfrüchte, Milchprodukte wie Hüttenkäse oder Naturjoghurt.

Gesunde Fette ergänzen. Gesunde Fette sind essenziell für den Körper und tragen zur Stabilisierung des Blutzuckerspiegels bei. Pflanzliche Öle wie Oliven-, Raps- oder Leinöl liefern wertvolle ungesättigte Fettsäuren, die entzündungshemmend wirken und das Herz-Kreislauf-System schützen.

Empfohlene Fettquellen: Nüsse, Samen, Avocado, hochwertige Pflanzenöle.

Weitere Tipps für eine blutzuckerfreundliche Ernährung:

- Füllen Sie Ihren Teller zunächst mit Gemüse, ergänzen Sie Eiweißquellen und setzen Sie Kohlenhydrate gezielt ein – so bleibt die Balance gewahrt.
- Essen Sie regelmäßig, anstatt ständig zu snacken.
- Greifen Sie zu blutzuckerfreundlichen Snacks wie Nüssen, Hüttenkäse mit Gemüse oder gekochten Eiern.
- Meiden Sie stark verarbeitete Lebensmittel (Softdrinks, Weißmehl, Fertiggerichte, Süßigkeiten).
- Trinken Sie mindestens 1½ Liter Wasser täglich.
- Bauen Sie Bewegung in Ihren Alltag ein – ein Spaziergang nach dem Essen senkt nachweislich den Blutzucker.

Der gesunde Teller als Leitfaden

Das Tellermodell ist eine einfache, aber effektive Methode, um eine gesunde Ernährung langfristig umzusetzen. Mit der richtigen Kombination von Gemüse, Eiweiß, gesunden Fetten und komplexen Kohlenhydraten lässt sich der Blutzuckerspiegel stabil halten, das Risiko für Diabetes senken und gleichzeitig das Wohlbefinden steigern. Kleine, nachhaltige Veränderungen im Essverhalten können langfristig große gesundheitliche Vorteile bringen! Doch nicht nur bei der Prävention von Diabetes, Herz-Kreislauf-Erkrankungen oder Krebserkrankungen ist diese Ernährung förderlich. Auch Ihre Mundgesundheit profitiert von der mediterranen Kost. Besonders bei Erkrankungen wie Parodontitis, einer Entzündung des Zahnhalteapparates, hat sich gezeigt, dass die Ernährung eine entscheidende Rolle spielt.

Die Deutsche Diabetes Gesellschaft empfiehlt für die Prävention des Typ-2- Diabetes keine festen Prozentangaben bei der Verteilung der Makronährstoffe. Entscheidend ist die Qualität: Kohlenhydrate aus ballaststoffreichen Quellen, Fette überwiegend pflanzlich und eiweißreiche Lebensmittel möglichst aus pflanzlichen Quellen, ergänzt durch Fisch oder mageres Fleisch.

Zur Orientierung:

- Eiweiß: 0,8–1,0 g/kg Körpergewicht pro Tag (ab 60 Jahren ≥ 1 g/kg)
- Ballaststoffe: mind. 30 g/Tag (ca. 15 g/1000 kcal)
- freie Zucker so wenig wie möglich

Stellschraube Bewegung

Prof. mult. Dr. med. Dr. h. c. mult. Wildor Hollmann war ein Pionier der internationalen Sport- und Präventionsmedizin. Er starb 2021 im Alter von 96 Jahren. Sein Leben lang widmete er sich der wissenschaftlichen Forschung auf dem Gebiet der Bedeutung körperlicher Aktivität für die Gesundheit in jeder Altersklasse. Von ihm stammt folgendes Zitat: »Gäbe es ein Medikament, das unser Herz stärkt, den Blutdruck senkt, den Blutfettspiegel günstig beeinflusst, die geistige Wachheit fördert, peripher entspannend wirkt, die Belastbarkeit der Knochen und Sehnen verbessert, unsere Muskeln wachsen lässt und die Durchblutung fördert und, nicht zu vergessen, unser Leben verlängert, dabei ohne Nebenwirkungen ist – was würden wir dafür bezahlen? Es gibt dieses Medikament: Bewegung!«

Eine Wunderpille also, die bei der Prävention und Behandlung von Prädiabetes ebenfalls eine wichtige Rolle spielt.

Was passiert bei körperlicher Aktivität im Körper?

Regelmäßige Bewegung hat zahlreiche positive Auswirkungen auf den Stoffwechsel und kann das Risiko für Prädiabetes und Diabetes signifikant senken. Besonders die Insulinsensitivität der Zellen verbessert sich, was bedeutet, dass der Körper weniger Insulin benötigt, um Glukose aus dem Blut in die Zellen aufzunehmen. Dadurch wird die Bauchspeicheldrüse entlastet und eine übermäßige Insulinproduktion vermieden – ein zentraler Faktor in der Prävention von Insulinresistenz.

Ein weiterer entscheidender Effekt ist die Rolle der Muskulatur als »Zuckerverbrennungsfabrik«. Muskelzellen sind die größten Verbraucher von Glukose im Körper. Durch Kraft- und Ausdauertraining wird die Muskulatur gestärkt, was nicht nur den Blutzucker direkt senkt, sondern auch langfristig den Grundumsatz erhöht. Ein höherer Grundumsatz bedeutet, dass der Körper selbst in Ruhe mehr Kalorien verbrennt, was die Regulation des Körpergewichts erleichtert.

Ein ausgeglichener Kalorienhaushalt in Kombination mit reduzierten Insulinspiegeln schafft zudem die optimalen Bedingungen für den Fettabbau. Da Insulin die Fetteinlagerung begünstigt, führt eine Senkung des Insulinspiegels dazu, dass der Körper verstärkt auf Fettreserven als Energiequelle zurückgreifen kann.

Im Gegensatz dazu kann Bewegungsmangel, insbesondere langes Sitzen, den Stoffwechsel negativ beeinflussen. Studien zeigen, dass Inaktivität die Insulinresistenz fördert und das Risiko für Herz-Kreislauf-Erkrankungen, Übergewicht und Diabetes erhöht – ein Zusammenhang, der mit »Sitzen ist das neue Rauchen!« treffend beschrieben wird. Aktive Bewegung im Alltag ist daher essenziell, um diesen negativen Effekten entgegenzuwirken.

Auswirkungen körperlicher Inaktivität

Der menschliche Körper ist auf Bewegung ausgelegt. Doch in der modernen Gesellschaft wird diese natürliche Aktivität zunehmend vernachlässigt.

In Deutschland verbringen Menschen durchschnittlich achteinhalb Stunden pro Tag im Sitzen, oft ohne ausreichenden körperlichen Ausgleich.

Die gesundheitlichen Folgen sind erheblich: Laut der Weltgesundheitsorganisation (WHO) sterben weltweit jährlich über sieben Millionen Menschen an den Folgen des Rauchens. Erschreckenderweise ist Bewegungsmangel ein ähnlich großes Problem – rund fünf Millionen Todesfälle pro Jahr werden mit übermäßigem Sitzen in Verbindung gebracht. Wer täglich mehr als sechs Stunden sitzend verbringt und diesen Lebensstil nicht durch Bewegung kompensiert, riskiert eine um etwa 20% reduzierte Lebenserwartung.

Was passiert im Körper beim Sitzen?

Schwächung der Rumpfmuskulatur: Eine inaktive Rumpfmuskulatur kann ihre Aufgabe, die Wirbelsäule zu stabilisieren, nicht mehr ausreichend erfüllen. Dies führt zu einer höheren Belastung der Wirbelsäule und begünstigt Verspannungen sowie Haltungsschäden.

Verkürzung der Muskulatur: Besonders betroffen sind die Muskeln in Hüfte und Beinen. Durch dauerhaftes Sitzen verkürzen sie sich, was die Beweglichkeit einschränken und langfristig zu Beschwerden führen kann.

Verlangsamung des Stoffwechsels: Der Stoffwechsel passt sich der Inaktivität an und fährt herunter. Ohne aktive Muskeln muss die Bauchspeicheldrüse den Zuckerabbau allein leisten, was die Insulinresistenz fördern kann.

Beeinträchtigung der Verdauung: Längeres Sitzen übt Druck auf den Bauchraum aus, was die Darmbewegung verlangsamt und Verdauungsprobleme wie Verstopfung oder Blähungen fördern kann.

Erhöhter Stresspegel: Bewegung ist ein natürlicher Mechanismus zum Stressabbau. Wird dieser Mechanismus durch Inaktivität blockiert, bleibt das Stresshormon Kortisol länger aktiv. Kortisol ist ein Gegenspieler von Insulin und trägt bei dauerhaft erhöhten Spiegeln zur Entwicklung einer Insulinresistenz bei.

Zusammenfassend lässt sich sagen: Wer viel sitzt und sich wenig bewegt, setzt seinen Körper einer Vielzahl von Risiken aus. Um diesen negativen Auswirkungen entgegenzuwirken, sind regelmäßige Bewegungspausen im Alltag unerlässlich. Bereits kleine Veränderungen – wie häufiger aufzustehen, kurze Spaziergänge einzulegen oder aktive Arbeitsweisen zu integrieren – können einen erheblichen Unterschied für die Gesundheit machen.

Merke: Um unsere Insulinsensitivität zu verbessern und der Insulinresistenz entgegenzuwirken reichen schon kleine Bewegungseinheiten, die unsere sitzende Tätigkeit unterbrechen.

Unsere Bewegung

Wenn wir über Bewegung sprechen, denken viele Menschen an Kraft- oder Ausdauertraining. Doch Bewegung umfasst weit mehr!

Alle körperlichen Aktivitäten beruhen auf fünf motorischen Grundfähigkeiten:

- Ausdauer – die Fähigkeit, eine Belastung über längere Zeit durchzuhalten
- Kraft – die Fähigkeit, Widerstände zu überwinden oder ihnen entgegenzuwirken
- Beweglichkeit – die Fähigkeit, Gelenke über einen möglichst großen Bewegungsradius zu nutzen
- Koordination – das präzise Zusammenspiel von Muskeln und Nervensystem
- Schnelligkeit – die Fähigkeit, Bewegungen in kürzester Zeit auszuführen

Während Schnelligkeit vor allem im Leistungssport eine Rolle spielt, sind Ausdauer, Kraft, Beweglichkeit und Koordination für den Alltag und die Gesundheitsprävention besonders wichtig. Die folgenden Abschnitte zeigen, welche positiven Effekte diese Trainingsformen auf den Körper haben.

Diese vier Trainingsformen ergänzen sich ideal und sollten kombiniert werden, um ein ganzheitlich gesundes Bewegungskonzept zu fördern. Schon kleine Anpassungen im Alltag – mehr Bewegungspausen, gezieltes Krafttraining oder regelmäßige Dehnübungen – haben einen großen Einfluss auf die Prävention von Prädiabetes und anderen Erkrankungen.

Stellschraube Stressmanagement

Ein Leben ohne Stress wäre langweilig. Herausforderungen machen unser Leben spannender. Wären wir immer tiefenentspannt, fehlte uns der Ansporn, Neues zu entdecken, neue Wege zu gehen und Veränderungen herbeizuführen. Keinen Stress zu haben, ist also auch keine Lösung!

Nicht immer ist Stress negativ besetzt. So gibt es Eustress und Dysstress.

Eustress: gesteigerte Motivation, verbesserte Anpassung an eine Situation, Zufriedenheit, verbesserte Leistung

Disstress: belastende Überforderung, Gefühl des Kontrollverlusts, Unzufriedenheit, Leistungseinbußen

In bestimmten Situationen ist es sogar nötig, kurzfristig Stress zu haben. Ein Beispiel: Stellen Sie sich vor, Sie arbeiteten in einer Firma und besäßen den wichtigsten Türschlüssel des Hauses, den Generalschlüssel. Wenn er verschwindet, wird es sehr teuer und ist mit viel Ärger verbunden. Morgens kurz vor Arbeitsbeginn stellen Sie fest, der Schlüssel ist weg! Was passiert nun in Ihrem Körper?

Was passiert im Körper bei Ausdauertraining?

Allgemeine Effekte:

- Beansprucht große Muskelgruppen (mindestens 30 % der Skelettmuskulatur)
- Fördert die gesamte Ausdauerleistungsfähigkeit

Stoffwechsel & Diabetes-Prävention:

- Erhöhung der Insulinrezeptoren (mehr Andockstellen für Insulin)
- Verbesserung der Glukosetoleranz und Insulinsensitivität

Körperliche Konstitution & Stressresistenz:

- Bessere Sauerstoffversorgung des Gewebes
- Höhere Widerstandsfähigkeit

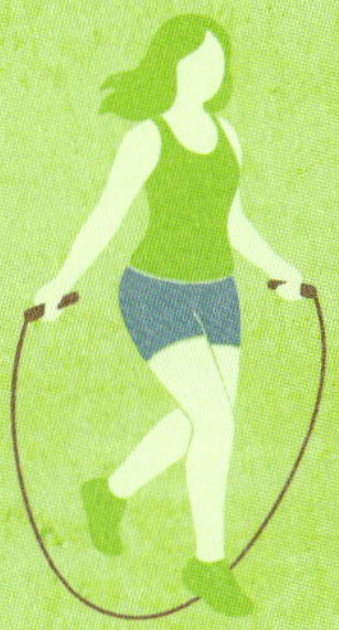

Herz-Kreislauf-System:

- Kräftigung des Herzmuskels
- Verbesserung der Durchblutung und Gefäßelastizität
- Senkung des Blutdrucks und des Ruhepulses
- Verminderung des Risikos für Herzinfarkt und andere Herz-Kreislauf-Erkrankungen

Fettstoffwechsel & Arteriosklerose-Prävention:

- Aktivierung der Fettverbrennung
- Abbau von Triglyzeriden
- Senkung des LDL-Cholesterins (»schlechtes Cholesterin«), Erhöhung des HDL-Cholesterins (»gutes Cholesterin«)

Was passiert bei Krafttraining im Körper?

Allgemeine Effekte:

- Erhöhung der Muskelkraft und Muskelmasse
- Prävention von Haltungsschäden und Rückenschmerzen
- Erhöhung des Grundumsatzes, wodurch Gewichtsabnahme und Gewichtsstabilität erleichtert werden

Herz-Kreislauf-System:

- Verbesserung der Pumpleistung des Herzens
- Erhöhung der Elastizität der Blutgefäße mit blutdrucksenkender Wirkung

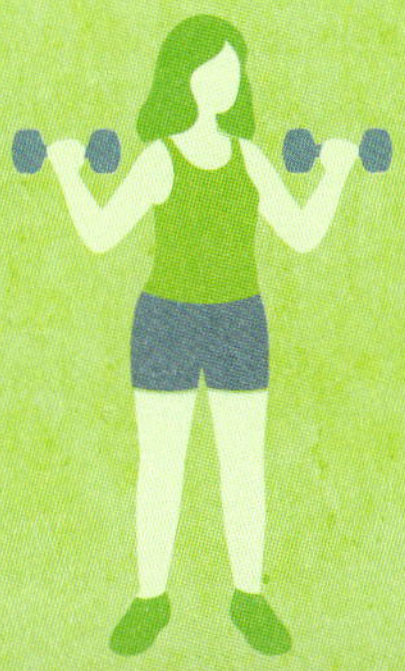

Knochengesundheit:

- Zug- und Druckbelastung stärkt die Knochenstruktur
- Erhöhung der Knochendichte, wodurch das Osteoporose- und Frakturrisiko sinkt
- Stabilisierung der Wirbelsäule

Stoffwechsel & Diabetes-Prävention:

- Verbesserung der Glukosetoleranz und Insulinsensitivität

Was passiert bei Beweglichkeitstraining im Körper?

Allgemeine Effekte:

- Erhöhung der Bewegungsfreiheit und Mobilität
- Verbesserung der Körperhaltung
- Prävention von Muskel-, Sehnen- und Bandverletzungen

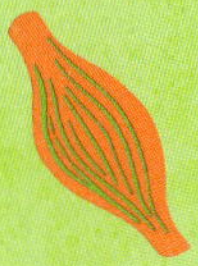

Gleichgewicht & Stabilität:

- Erhalt des Gleichgewichts, besonders in Kombination mit Krafttraining
- Verhinderung von Fehlbelastungen durch einseitige Bewegungsabläufe

Muskeln und Gelenke:

- Schützende Wirkung der Gelenkflüssigkeit wird angeregt
- Lockerung von Muskelverspannungen, Korrektur des muskulären Ungleichgewichts

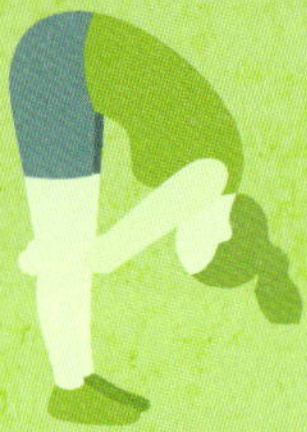

Was passiert beim Koordinationstraining im Körper?

Allgemeine Effekte:

- Optimierung des Zusammenspiels von Nerven und Muskulatur
- Verbesserung des Gleichgewichtssinns und der Stabilität des Körpers
- Reduzierung des Sturzrisikos, insbesondere im Alter
- Erhöhung der Konzentrationsfähigkeit bei komplexen Bewegungsabläufen

Nervensystem:

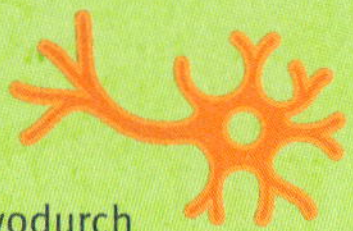

- Effizientere Signalübertragung zwischen Gehirn und Muskeln, wodurch die Präzision von Bewegungen steigt
- Schnellere Reaktionszeit durch optimierte neuronale Verbindungen

Durchblutung & Regeneration:

- Bessere Nährstoff- und Sauerstoffversorgung der Muskulatur durch Bewegungs- und Dehnübungen
- Unterstützung der Muskelregeneration

Muskulatur & Feinmotorik:

- Verbesserung des Zusammenspiels verschiedener Muskelgruppen
- Verfeinerung der motorischen Kontrolle, was sich positiv auf alltägliche Bewegungen auswirkt

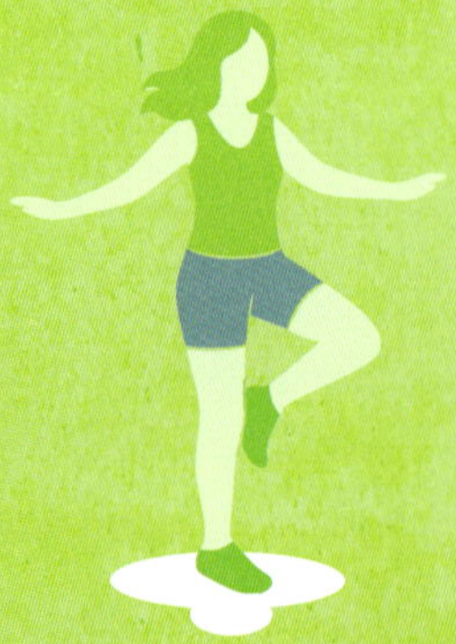

Plötzlich werden Sie sehr aufmerksam. Hormone wie Adrenalin und Kortisol, die Sie wachsam machen, werden ausgeschüttet. Ihr Herz schlägt schneller und Energiereserven, die gebraucht werden, um das Problem zu lösen, werden mobilisiert: Glukose wird vermehrt ins Blut abgegeben, damit Ihre Körperzellen mit Energie versorgt werden. Ihr Blutdruck steigt an und Sie sind hochkonzentriert: Wo ist der Schlüssel? Gedanklich gehen Sie den vergangenen Tag durch und nun fällt es Ihnen ein: Sie waren gestern nach der Arbeit einkaufen und haben den Schlüssel nicht wie gewohnt zu Hause in den Schlüsselkasten gehängt, sondern ausnahmsweise ins Handschuhfach des Autos geworfen. Sie sind erleichtert. Der Ausnahmezustand der überlebenswichtigen Körperreaktionen wechselt in einen beruhigenden Modus, in dem sich der Herzschlag, der Blutdruck, die Glukosemobilisation und die hormonelle Regulation langsam normalisieren. Auf die Anspannung folgt die Entspannung.

Dauerstress

Ganz anders sieht das bei Dauerstress aus. Dauerstress bedeutet, dass die Anspannung nicht verschwindet – sie finden den Generalschlüssel auch nach Tagen und Wochen nicht wieder. Was passiert nun in Ihrem Körper?

Das Herzkreislaufsystem wird belastet und das kann zu Herzerkrankungen, wie Herzinfarkt oder Herzrhythmusstörungen, führen. Die Blutgerinnung wird aktiviert und das kann das Risiko für einen Schlaganfall erhöhen. Kortisol sorgt für eine gestörte Appetitregulation, das wiederum kann das Essverhalten negativ beeinflussen. Außerdem sorgt es für eine verminderte Wirkung des Insulins, was zu einer dauerhaften Insulinresistenz führen und damit das Entstehen eines Typ-2-Diabetes mellitus begünstigen kann.

Auch unser Immunsystem wird durch Dauerstress geschwächt und kann Infektionen nicht adäquat bekämpfen. Diese daraus resultierenden Entzündungsprozesse erhöhen das Risiko, an Krebs oder Typ-2-Diabetes zu erkranken.

Unsere psychische Gesundheit leidet selbstverständlich ebenfalls unter dauerhaftem Stress und es kann zu Schlafstörungen, depressiven Verstimmungen und Ängsten kommen. Dieses Ungleichgewicht in unseren Gedanken und Gefühlen kann wiederum neuen bzw. zusätzlichen Stress auslösen.

Sie sehen: Der Prozess nährt sich aus sich selbst heraus. Doch er kann beendet werden! So, wie es bei der Ernährungsumstellung nicht die eine richtige Ernährungsweise gibt, so gibt es auch bei der Entspannung nicht den einen Königsweg. Auch hier sind Eigenmotivation und realistische Zielsetzung gefragt. Nur durch das Ausprobieren verschiedener Entspannungsübungen, wie z. B. Autogenem Training, progressiver Muskelentspannung, Atem- oder Yogaübungen, kann ein gangbarer Weg zur Entspannung gefunden werden.

So schützt ein gutes Stressmanagement nicht nur Ihre Insulinproduktion und Ihre Insulinsensibilität, sondern es senkt ganz nebenbei das Risiko für verschiedene Zivilisationskrankheiten, wie z. B. Adipositas, Herz-Kreislauf-Erkrankungen, psychische Erkrankungen und Krebs.

Stellschraube Gewohnheiten

Um langfristig gesund zu bleiben, ist es essenziell, die Signale des eigenen Körpers richtig zu deuten. Eine bewusste Risikoabschätzung hilft, frühzeitig präventive Maßnahmen zu ergreifen und Erkrankungen vorzubeugen.

Der erste Schritt in der Prävention und Behandlung eines Prädiabetes ist die bewusste Auseinandersetzung mit dem eigenen Körper. Da ein Prädiabetes lange symptomlos bleibt, sind regelmäßige ärztliche Kontrollen entscheidend. Neben einer ausgewogenen Ernährung und mehr Bewegung gibt es weitere Verhaltensanpassungen, die helfen, einen Diabetes mellitus zu verhindern.

Der Einfluss von Rauchen auf den Blutzucker

Rauchen ist nicht nur für das Herz-Kreislauf-System schädlich, sondern beeinflusst auch den Zuckerstoffwechsel negativ:

- Nikotin und Kohlenmonoxid beeinträchtigen die Insulinproduktion und reduzieren die Insulinsensitivität.
- Entzündungsprozesse im Körper verschlechtern die Insulinempfindlichkeit.
- Schwermetalle wie Arsen und Cadmium, die im Blut von Rauchern nachweisbar sind, tragen zu einem erhöhten Blutzuckerspiegel bei.
- Selbst Passivrauchen kann den Blutzucker ungünstig beeinflussen.

Tipps für den Rauchstopp

- Ein konkretes Aufhördatum festlegen und konsequent bleiben.
- Jegliches Rauchzubehör entsorgen, um Versuchungen zu vermeiden.
- Entzugserscheinungen als vorübergehenden Prozess akzeptieren.
- Strategien zur Ablenkung entwickeln, um das Rauchverlangen zu überwinden.
- Keine Kompensation durch Snacks oder Süßigkeiten, da dies das Risiko für Gewichtszunahme erhöht.
- Nikotinersatzprodukte oder digitale Rauchentwöhnungsprogramme nutzen.

Alkohol als Risikofaktor

Laut WHO gibt es keine gesundheitlich unbedenkliche Menge an Alkohol. Die oft genannte »gesunde Wirkung« von Rotwein ist wissenschaftlich widerlegt. Alkohol ist ein Zellgift und schädigt insbesondere:

- die insulinproduzierenden Zellen der Bauchspeicheldrüse
- die Leber, die den Alkoholabbau bewältigen muss. Eine Fettleber kann zu weiteren Erkrankungen wie Typ-2-Diabetes und Herz-Kreislauf-Problemen führen.

Vorteile des Alkoholverzichts:

- Prävention von Typ-2-Diabetes und Bluthochdruck
- Unterstützung der Gewichtsregulation
- verbesserte Schlafqualität
- gesteigerte körperliche Leistungsfähigkeit
- reduziertes Risiko für Herz-Kreislauf- und Krebserkrankungen
- mehr Sicherheit im Alltag (z.B. Verkehrstüchtigkeit)
- erhöhte Lebensqualität

Entspannungstechniken

Achtsamkeitsübungen verbessern die Selbstwahrnehmung und helfen, Stress zu reduzieren.
Progressive Muskelentspannung nach Jacobson fördert die körperliche und mentale Entspannung.
Basale Stimulation durch gezielte Reize verbessert die Wahrnehmung des eigenen Körpers und unterstützt die Entspannung.

Die Bedeutung des Schlafs

Schlaf beeinflusst den Stoffwechsel:

- Kortisol (das Stresshormon) fördert die Insulinresistenz.
- Ghrelin (das Hungerhormon) steigt bei Schlafmangel an, während Leptin (das Sättigungshormon) sinkt – dadurch erhöht sich das Risiko für unkontrollierte Gewichtszunahme.
- Ein dauerhaft schlechter Schlaf kann das Risiko für Herzinfarkt, Schlaganfall und Entzündungsprozesse erhöhen.

Tipps für einen gesunden Schlaf

- Abendroutine etablieren: Ruhe und Entspannung in den Abendstunden fördern die Schlafqualität.
- Optimale Schlafumgebung schaffen: Dunkelheit, eine angenehme Temperatur (ca. 18 °C) und Ruhe im Schlafzimmer unterstützen einen tiefen Schlaf.
- Bildschirmzeit reduzieren: Blaulicht von Handys, Tablets und Computern stört die Melatoninproduktion.
- Gelassenheit üben: Falls nächtliches Erwachen auftritt, hilft gezielte Entspannung (z.B. tiefe Atmung, Achtsamkeitsübungen, Lavendelöl).
- Mahlzeiten beachten: Spätabendliche, schwere Mahlzeiten erschweren das Einschlafen.
- Feste Schlafzeiten einhalten: Ein regelmäßiger Schlafrhythmus unterstützt die innere Uhr.
- Koffein reduzieren: Kaffee, Cola oder Schwarztee sollten ab dem Nachmittag gemieden werden.
- Bewegung fördern: Sport verbessert die Schlafqualität, allerdings sollten intensive Trainingseinheiten nicht spät am Abend stattfinden.
- Kurzschlaf bewusst gestalten: Ein Mittagsschlaf sollte nicht länger als 20 Minuten dauern und idealerweise vor 15:00 Uhr stattfinden.
- Alkohol meiden: Er reduziert die erholsame Tiefschlafphase.

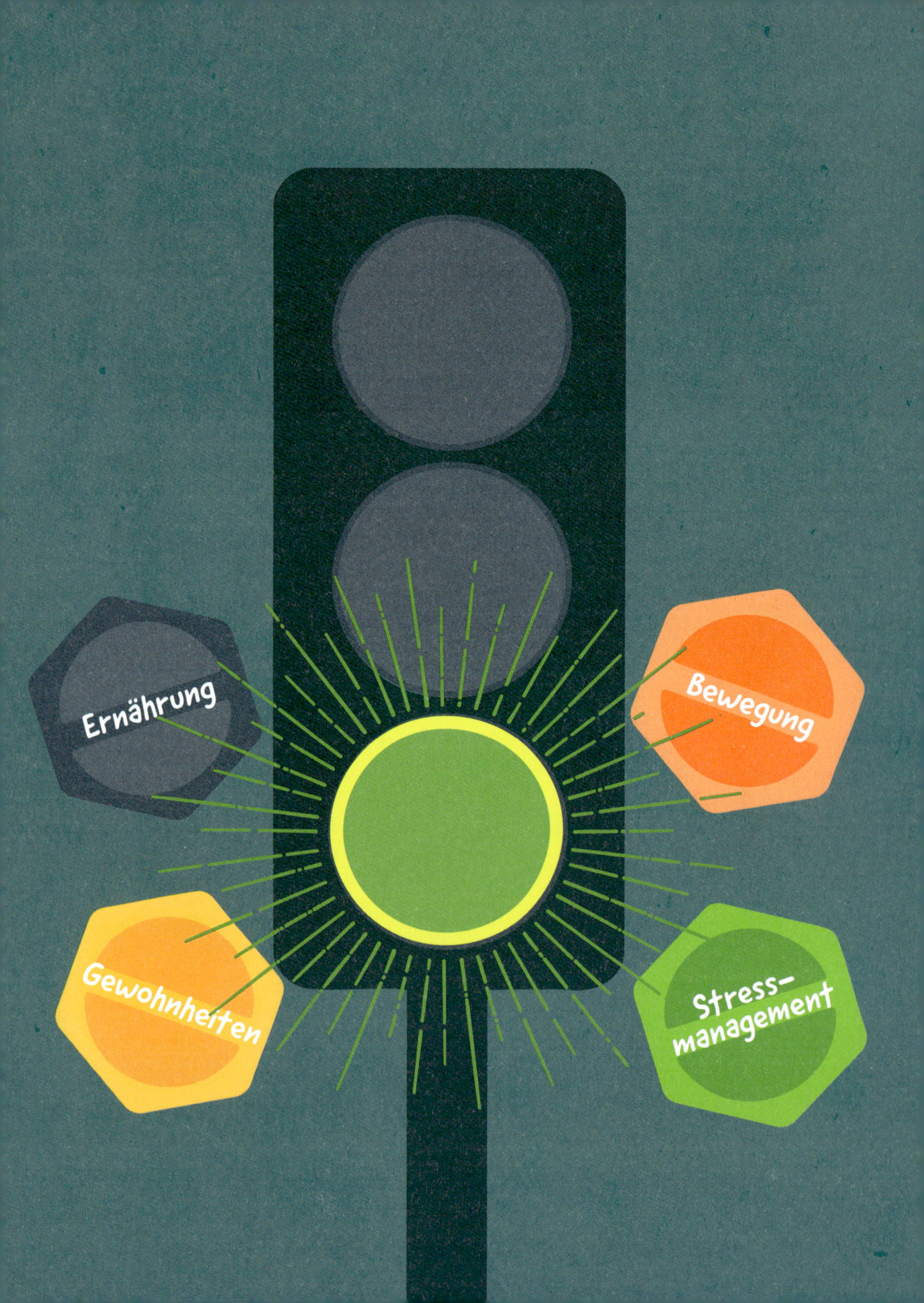
Ernährung
Bewegung
Gewohnheiten
Stress-
management

Das 4-Wochen-Programm – los geht's!

Ergreifen Sie die Chance und eröffnen Sie sich für einen neuen Weg zu mehr Gesundheit – bevor die Ampel auf Rot schaltet.

Auf einen Blick: Das 4-Wochen-Programm

Die wichtigsten Prinzipien

Bewegung selbstverständlich machen

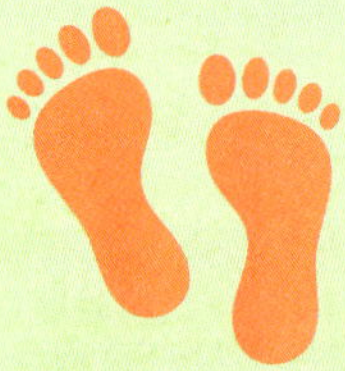

Kleine Schritte – große Wirkung

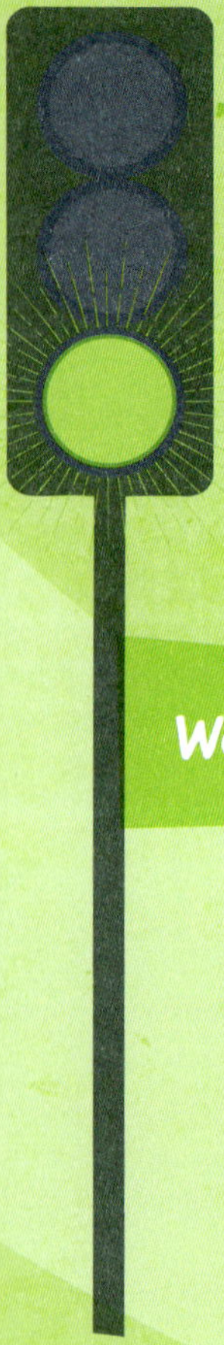

Ziel des Programms

Gesundheitsampel bleibt auf Grün – Insulinresistenz stoppen, Diabetes verhindern.

Wochenplan

Woche 1

Selbstreflexion & Struktur schaffen

Achtsam essen, gezielt bewegen – der Beginn nachhaltiger Gewohnheiten!

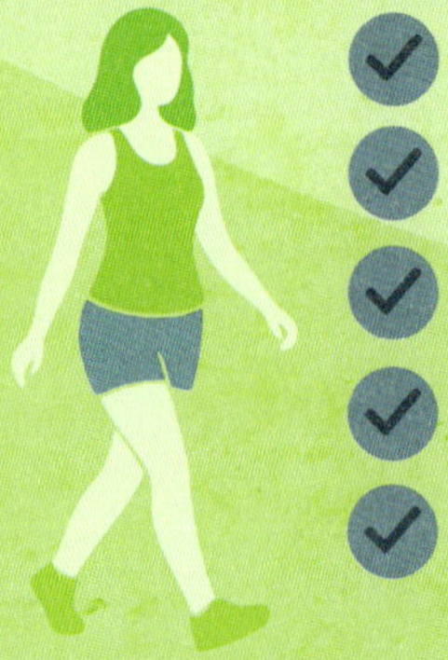

Woche 2

Blutzucker stabilisieren

Mit smarten Kohlenhydraten und Bewegung zu stabilen Blutzuckerwerten!

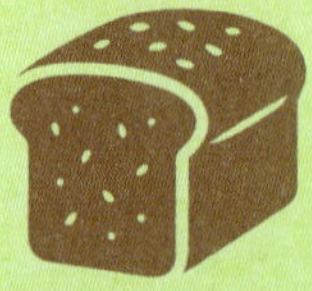

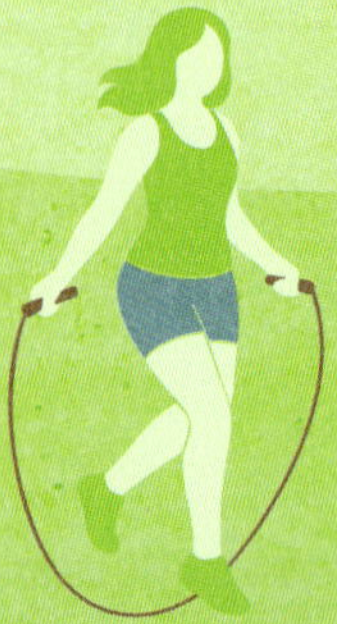

Ernährung als Medizin nutzen

Dranbleiben statt perfekt sein

Stoffwechselbooster gegen Prädiabetes

Woche 4

Genuss in Balance

Bewusste Entscheidungen ohne Verbote.

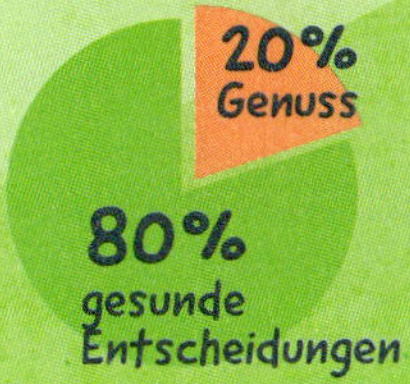

Woche 3

»Eiweißtrick« und »Ölwechsel«

Mehr Sättigung, weniger Heißhunger!

Flexibilität

Verlängerungen einzelner Schritte sind möglich, um den Prozess individuell anzupassen. Ziel ist es, langfristig neue Routinen zu etablieren, die so selbstverständlich werden wie alte Gewohnheiten.

Hilfreiche Anregungen, bevor es richtig losgeht

Neue Gewohnheiten entstehen nicht über Nacht. Nachhaltige Veränderungen brauchen Zeit – sei es mehr Bewegung oder eine Ernährungsumstellung.

Geduld, viel Motivation und regelmäßige Wiederholung sind der Schlüssel zu ihrer nachhaltigen Verankerung. Seien Sie nachsichtig mit sich selbst, wenn nicht alles sofort perfekt läuft. Jeder kleine Schritt zählt – und mit der Zeit wird aus neuen Wegen eine vertraute Routine.

In den nächsten Kapiteln finden Sie einen Fahrplan für die nächsten vier Wochen, der Ihnen hilft, alte Gewohnheiten zu durchbrechen und neue Routinen nachhaltig zu festigen – Schritt für Schritt. Stellen Sie sich Ihre Gewohnheiten wie Wege vor: Alte Muster sind wie eine gut ausgebaute Autobahn – sie bringen Sie schnell und bequem an Ihr Ziel. Neue Gewohnheiten beginnen zunächst als schmale, steinige Pfade. Anfangs sind sie ungewohnt und anstrengend. Doch mit jeder Wiederholung wird der Weg klarer und fester. Irgendwann wird der neue Pfad genauso selbstverständlich wie das tägliche Zähneputzen.

- Woche 1: Selbstreflexion & Struktur schaffen
- Woche 2: Blutzucker stabilisieren
- Woche 3: Eiweißtrick & Ölwechsel
- Woche 4: Genuss in Balance

Nehmen Sie sich die Zeit, die Sie brauchen, und verlängern Sie einzelne Schritte bei Bedarf. Schritt für Schritt wird Ihr neuer Weg zur Routine – und schließlich genauso selbstverständlich, wie die alten Gewohnheiten es einmal waren.

Setzen Sie sich SMARTE Ziele

Bevor Sie mit der Umsetzung beginnen, ist es wichtig, Ihre Ziele klar und präzise zu formulieren. Ohne ein konkretes Ziel verlieren wir schnell die Richtung. Vielleicht haben Sie schon konkrete Vorstellungen, was Sie erreichen möchten, aber wie können Sie sicherstellen, dass Ihre Ziele auch wirklich erreichbar sind und Ihnen helfen, Ihre langfristigen Gesundheitsziele zu erreichen?

Eine bewährte Methode, um Ziele richtig zu setzen und konsequent zu verfolgen, ist die SMART-Methode. SMART ist ein Akronym, das fünf wichtige Eigenschaften beschreibt, die ein gutes Ziel ausmachen:

- Spezifisch: Ein Ziel muss klar und eindeutig formuliert sein, damit Sie wissen, was genau Sie erreichen wollen.
- Messbar: Damit Sie den Fortschritt verfolgen können, sollte Ihr Ziel messbar sein.
- Attraktiv: Das Ziel sollte Sie motivieren und einen persönlichen Wert haben.
- Realistisch: Ihr Ziel muss erreichbar sein, damit Sie nicht frustriert aufgeben.
- Terminiert: Ein Ziel sollte einen klaren Zeitrahmen haben, um den Erfolg messbar zu machen.

Durch die Anwendung dieser fünf Kriterien können Sie sicherstellen, dass Ihre Ziele sowohl herausfordernd als auch erreichbar sind – und Sie bleiben motiviert, diese kontinuierlich zu verfolgen.

Den aktuellen Lebensstil reflektieren. Bevor Sie neue Ziele setzen, nehmen Sie sich Zeit, um Ihren derzeitigen Lebensstil zu analysieren. Wo gibt es Verbesserungspotenzial? Welche Gewohnheiten haben den größten Einfluss auf Ihre Gesundheit und Ihr Wohlbefinden?

Spezifisch: Was wollen Sie wirklich erreichen?

»Keinen Typ-2-Diabetes bekommen« ist kein spezifisches Ziel. Sie müssen konkreter werden, z. B.: »Ich werde täglich drei Portionen Gemüse essen« oder »Ich werde auf Zucker in Getränken und auf Weißmehlprodukte verzichten.«

Klare Ziele helfen Ihnen, Ihre Fortschritte zu verfolgen und bei Bedarf anzupassen. Gleichzeitig sollten Sie sich bewusst machen, wie wichtig es ist, Erfolge auf dem Weg zu feiern – egal, wie klein sie erscheinen.

Messbar: Wie können Sie Ihren Fortschritt verfolgen?

Statt vage zu sagen: »Mehr Sport treiben«, setzen Sie ein konkretes Ziel wie: »Ich gehe jeden Tag 30 Minuten spazieren« oder »Ich werde fünfmal pro Woche 20 Minuten joggen.« Solche Ziele ermöglichen es Ihnen, Ihre Fortschritte zu messen und bei Bedarf anzupassen. In einer individuell erstellten To-do-Liste könnten die Tagesziele notiert werden, um den Fortschritt sichtbar zu machen.

Das starke »Warum« – Die persönliche Motivation hinterfragen

Fragen Sie sich bei jedem Ziel: Warum ist es mir wichtig? Wie trägt es zu meiner langfristigen Gesundheit bei? Ein starkes »Warum« hilft Ihnen, dranzubleiben. Nutzen Sie einen Zielfahrplan, um Ihre individuellen Ziele festzuhalten und regelmäßig zu überprüfen. Kleine Anpassungen sind jederzeit möglich – das Wichtigste ist, dass Sie Ihren Weg aktiv gestalten.

Attraktiv: Warum ist dieses Ziel für Sie wichtig?

Ein Ziel ist leichter zu erreichen, wenn es einen persönlichen Wert hat. Als Nebeneffekt der Reduzierung einfacher Kohlenhydrate wird in der Regel an Körpergewicht abgenommen. Dieses Ziel ist sehr attraktiv für Menschen, die den Wunsch haben, Gewicht nebenbei zu verlieren. Allein durch die Gewichtsabnahme verbessert sich die Insulinsensitivität.

Realistisch: Ist das Ziel erreichbar?

Sich alle einfachen Kohlenhydrate zu verbieten, ist unrealistisch. Sie bewusst zu reduzieren, Alternativen zu finden und auch mal Ausnahmen zuzulassen, ist hingegen ein sicherer Weg, um das Vorhaben langfristig umzusetzen.

Wichtig ist, dass Ihre Ziele realtistisch sind. Beginnen Sie mit kleinen, gut machbaren Schritten und steigern Sie diese nach und nach. Jeder noch so kleine Fortschritt zählt!

Terminiert: Bis wann möchten Sie Ihr Ziel erreichen?

Ein Etappenziel könnte sein, die Umstellung einer bestimmten Ernährungsgewohnheit konkret bis zu einem Monat zu vollziehen. Dann kann eine persönliche Bilanz gezogen werden: Bin ich auf dem richtigen Weg? Geht es mir gut dabei? Welche Vorteile habe ich durch die Umstellung erfahren? Möchte ich so fortfahren?

Die WOOP-Methode

Nachdem Sie nun Ihre Ziele mit der SMART-Methode definiert haben, können Sie einen weiteren wichtigen Schritt gehen, um Ihre Vorhaben nachhaltig umzusetzen. Die SMART-Methode hat Ihnen geholfen, klare, messbare und realistische Ziele zu setzen. Doch oft ist es nicht nur wichtig, die richtigen Ziele zu formulieren, sondern auch zu erkennen, welche Hindernisse auf dem Weg dorthin auftauchen können. Denn die besten Pläne können scheitern, wenn wir uns nicht mit den Herausforderungen auseinandersetzen, die uns im Alltag begegnen.

Hier kommt die WOOP-Methode ins Spiel. WOOP steht für Wunsch (wish), Ergebnis (outcome), Hindernis (obstacle) und Plan

(plan) – ein Konzept, das speziell dafür ausgelegt ist, sowohl Ihre Motivation zu steigern als auch konkrete Handlungsstrategien für mögliche Stolpersteine zu entwickeln.

Im Vergleich zur SMART-Methode, die vor allem dabei hilft, Ziele zu setzen und zu definieren, geht die WOOP-Methode einen Schritt weiter: Sie stellt sicher, dass Sie die realen Herausforderungen und Hindernisse erkennen, die zwischen Ihnen und Ihrem Ziel stehen könnten. Indem Sie diese Hindernisse konkret benennen, können Sie viel gezielter darauf reagieren und Lösungen entwickeln, bevor sie zu unüberwindbaren Hürden werden. Die WOOP-Methode wurde von der Psychologin Professorin Dr. Gabriele Oettingen entwickelt und basiert auf der Idee, dass die meisten Menschen ihre Ziele zwar klar vor Augen haben, aber oft nicht auf die Hindernisse vorbereitet sind, die sie auf ihrem Weg erwarten. Anstatt nur zu träumen oder sich positiv einzureden, wie ein »besseres Leben« aussehen könnte, fordert WOOP Sie dazu auf, sich aktiv mit den möglichen Schwierigkeiten auseinanderzusetzen. Das macht es einfacher, einen realistischen Plan zu erstellen und sich besser auf Rückschläge vorzubereiten.

Im 4-Wochen-Programm können Sie diese WOOP-Methode anwenden. Ob es darum geht, die Ernährung umzustellen, Gewicht zu reduzieren, eine Sportart auszuprobieren, regelmäßig Sport zu treiben, mit dem Rauchen aufzuhören oder verschiedene Entspannungsarten zu erlernen, die WOOP-Methode unterstützt Sie dabei.

Wunsch (Wish)

Was genau möchten Sie erreichen? Es kann hilfreich sein, diesen Wunsch so konkret wie möglich zu formulieren. Zum Beispiel: »Ich möchte meinen Blutzucker stabilisieren und mein Gewicht reduzieren.« Oder: »Ich möchte stoffwechselgesund werden.«

Ergebnis (Outcome)

Stellen Sie sich vor, wie Ihr Leben aussieht, wenn Sie Ihr Ziel erreicht haben (Ihre Blutzuckerwerte sind im Normbereich). Wie fühlt es sich an, was ändert sich in Ihrem Alltag? In diesem Schritt geht es darum, die positiven Auswirkungen Ihres Ziels zu visualisieren. Ein klares Bild des Ergebnisses stärkt die Motivation und gibt Ihnen einen emotionalen Anreiz.

Hindernis (Obstacle)

Anstatt nur auf die positiven Aspekte zu schauen, geht es in diesem Schritt darum, sich mit den Hindernissen auseinanderzusetzen, die Ihnen im Weg stehen könnten. Welche Herausforderungen oder Schwierigkeiten könnten auftreten? Dies können äußere Faktoren wie Zeitmangel oder äußere Ablenkungen sein, aber auch innere Hürden wie fehlende Motivation oder Ängste vor dem Scheitern. Der Fokus liegt darauf, die Hindernisse realistisch zu benennen, bevor sie zu unüberwindlichen Barrieren werden.

Plan (Plan)

Jetzt geht es darum, eine konkrete Strategie dafür zu entwickeln, mit den identifizierten Hindernissen umzugehen. Was können Sie tun, wenn ein Hindernis auftaucht? Dies könnte ein einfacher Plan sein, wie z. B.: »Wenn ich keine Zeit für Sport habe, gehe ich stattdessen 10 Minuten spazieren.« Oder: »Wenn ich Lust auf Süßigkeiten habe, werde ich einen gesunden Snack wie Obst oder Nüsse wählen.« Einen Plan haben Sie aber auch, wenn Sie sich über die Behandlung von Prädiabetes informieren, wenn Sie einen 4-Wochen-Plan erstellen und absolvieren und wenn Sie sich immer wieder mit Ihrer eigenen Gesundheit verabreden.

Durch diese detaillierte Auseinandersetzung mit Ihren Zielen und den Hindernissen wird die WOOP-Methode zu einem praktischen Werkzeug, das nicht nur Ihre Motivation stärkt, sondern auch Ihre Erfolgschancen erheblich steigert. Mit diesem konkreten Plan und der Reflexion über mögliche Herausforderungen sind Sie besser auf Rückschläge vorbereitet und können schneller wieder auf den richtigen Weg zurückfinden.

Ihr persönliches Gewohnheits-Protokoll

Bevor Sie etwas verändern, lohnt es sich, Ihren Alltag bewusst zu beobachten. Das machen wir anhand eines Protokolls: Was essen Sie? Wie aktiv sind Sie? Wie gut schlafen Sie? Wie hoch ist Ihr Stresslevel – und wie entspannen Sie sich? Rauchen Sie, und wenn ja, wie viel? All diese Faktoren gehören zu Ihrem Lebensstil und beeinflussen Ihre Gesundheit. Dieses Protokoll hilft Ihnen, Ihre eigenen Gewohnheiten bewusster wahrzunehmen – sowohl günstige als auch ungünstige.

Was Sie in das Protokoll eintragen:

- Wann und wo essen Sie?
- Warum essen Sie (z. B. Hunger, Appetit, Stress, Langeweile …)?
- Wie essen Sie (z. B. langsam, hastig, entspannt, nebenbei am PC …)?
- Was und wie viel essen Sie?
- Wie viel bewegen Sie sich (inkl. Alltagsbewegungen)?
- Wie haben Sie geschlafen?
- Falls Sie rauchen: Wie viele Zigaretten rauchen Sie pro Tag?
- Wie war Ihr Stresslevel?
- Hatten Sie genügend Entspannungsmomente?

Wie lange führen Sie das Protokoll? Am besten über 5–7 Tage, sowohl an Wochentagen als auch am Wochenende, um ein realistisches Bild zu erhalten. Das Protokoll steht als Download (Seite 163) zur Verfügung, sodass Sie es bequem ausfüllen können.

Nutzen Sie diese Bestandsaufnahme, um Muster zu erkennen und daraus konkrete Ziele für Veränderungen abzuleiten. So schaffen Sie eine gute Grundlage dafür, Schritt für Schritt neue, gesunde Gewohnheiten und Rituale in Ihren Alltag zu integrieren, um den Prädiabetes loszuwerden.

Ernährung & Bewegung

Name: Datum:

Zeit	Warum?	Wie?	Was & wieviel essen oder trinken Sie?

Bei »Warum« Zahl eintragen:

1 Hunger
2 Appetit
3 Heißhunger
4 aus Langeweile
5 Kummer
6 Einladung
7 Vorsorge
8 um keine Reste zu lassen
9 aus Traurigkeit
10 es schmeckt so gut
11 um Gesellschaft zu leisten
12 sah so verführerisch aus
13 …

Bei »Wie« Zahl eintragen:

1 langsam
2 genussvoll
3 ruhig
4 entspannt
5 einsam/allein
6 in Eile
7 schnell
8 entnervt
9 wütend
10 angespannt
11 beim Fernsehen
12 am PC
13 …

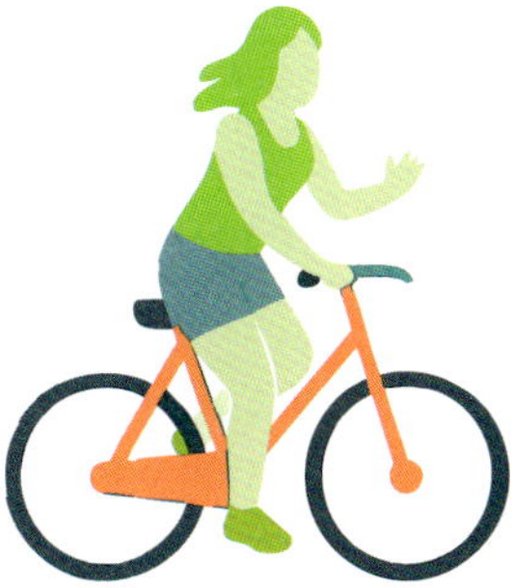

Körperliche Aktivität (von 1= fast nichts bis 10 = sehr viel):

Zusätzliche Bewegung außer Routine:

Schlafzeit: von Uhr bis Uhr, Stunden

Körperliches Wohlbefinden (von 1 = sehr schlecht bis 10 = sehr gut):

Hatten Sie genügend Entspannungsmomente (Ja/Nein)?

Wie würden Sie Ihr Stresslevel bewerten (1 = entspannt bis 10 = maximal gestresst)?

Rauchen (Anzahl der Zigaretten):

Woche 1: Selbstreflexion & Struktur schaffen

Die erste Woche: Struktur im Alltag schaffen und Selbstreflexion fördern. Achtsam essen, gezielt bewegen – der Beginn nachhaltiger Gewohnheiten für mehr Gesundheit!

Herzlichen Glückwunsch! Mit Ihrer Selbstreflexion haben Sie den ersten wichtigen Schritt gemacht. Der erste Schritt beginnt bei Ihnen selbst. In dieser Woche geht es darum, sich bewusst zu machen, wo Sie stehen – und eine solide Basis zu schaffen, auf der Veränderungen gelingen können. Kleine, machbare Ziele und ein klarer Fahrplan bringen Sie gut ins Programm.

In den kommenden vier Wochen gehen wir gemeinsam weiter: Ernährung, Bewegung und weitere Lebensstilfaktoren werden Hand in Hand optimiert, um den Prädiabetes auszubremsen – und das, ohne dass der Genuss auf der Strecke bleibt!

Mahlzeitenstruktur

Bevor wir uns intensiver mit der mediterranen Ernährung beschäftigen, widmen wir uns zu Beginn der Frage, wie Sie Ihre Mahlzeitenstruktur verbessern können. Denn nicht nur was Sie essen, sondern auch wie und wann Sie essen, hat einen enormen Einfluss auf Ihren Blutzuckerspiegel und Ihren Stoffwechsel.

Warum ist eine stabile Mahlzeitenstruktur so wichtig? Bei Prädiabetes reagiert der Körper besonders empfindlich auf Blutzuckerschwankungen. Unregelmäßige Mahlzeiten oder ständiges Snacken können den Blutzuckerspiegel dauerhaft erhöhen und das Risiko, an Diabetes zu erkranken, weiter steigern. Eine feste Struktur mit klar definierten Mahlzeiten unterstützt den Körper dabei, den Blutzucker nach dem Essen zu senken und die Insulinempfindlichkeit zu verbessern. Zudem wirken sich regelmäßige Bewegung und ausreichend Schlaf positiv auf die Blutzuckerregulation aus: Bewegung transportiert Zucker direkt in die Muskeln, und guter Schlaf verhindert Heißhungerattacken.

Die Mahlzeitenstruktur: Ihr Schlüssel zu einer bewussten Ernährung. Jetzt ist der richtige Moment, um erste Stellschrauben zu drehen – und Ihre Mahlzeitenstruktur ist ein idealer Startpunkt für Veränderungen. Im Folgenden erfahren Sie, wie Sie Schritt für Schritt mehr Struktur und Genuss in Ihren Alltag integrieren.

1. Struktur und Regelmäßigkeit schaffen

Feste Essenszeiten

Warum? Ein regelmäßiger Rhythmus unterstützt Ihren Stoffwechsel und hilft, den Blutzucker stabil zu halten.

Tipp: Legen Sie feste Zeiten für Frühstück, Mittag- und Abendessen fest. So vermeiden Sie lange Hungerphasen, die oft zu impulsiven, ungesunden Snackentscheidungen führen.

Snacks reduzieren oder bewusst wählen

Warum? Es wird immer wieder Momente geben, in denen Sie zwischen den Mahlzeiten Hunger verspüren. Doch auch hier kommt es auf die richtige Entscheidung an.

Tipp: Versuchen Sie, unkontrolliertes Snacken möglichst zu vermeiden. Wenn Sie Zwischenmahlzeiten einbauen möchten, planen Sie diese bewusst ein – z. B. mit frischem Gemüse, Obst oder einer Handvoll Nüssen. Im Rezeptteil (Seite 95) finden Sie viele Ideen für gesunde Snacks, die nicht nur den Blutzucker stabil halten, sondern auch richtig gut schmecken.

2. Achtsamkeit beim Essen

Bewusstes Genießen

Warum? In unserer schnelllebigen Zeit essen wir oft nebenbei – vor dem Fernseher oder am Computer – und verlieren so das Gefühl für Sättigung.

Tipp: Nehmen Sie sich bewusst Zeit für Ihre Mahlzeiten. Essen Sie ohne Ablenkung und idealerweise am Esstisch. Das bewusste Erleben Ihres Essens lässt Sie besser spüren, wann Sie satt sind.

Langsames Essen

Warum? Es dauert etwa 20 Minuten, bis Ihr Gehirn das Sättigungsgefühl registriert.

Tipp: Kauen Sie jeden Bissen gründlich – etwa 15-mal – und genießen Sie Ihre Mahlzeit in Ruhe. So verhindern Sie Überessen und unterstützen einen stabilen Blutzucker.

3. Planung als Schlüssel zum Erfolg

Vorausschauende Essensplanung

Warum? Spontane Entscheidungen führen oft zu Fertigprodukten und Fast

Food – diese sind reich an Zucker, gesättigten Fettsäuren und Zusatzstoffen, die den Prädiabetes begünstigen.

Tipp: Essen planen, statt es dem Zufall zu überlassen. Ein Wochenplan bringt mehr Vielfalt auf den Teller, spart Zeit und erleichtert gesunde Entscheidungen. Legen Sie im Voraus fest, welche Mahlzeiten und gesunden Snacks Sie genießen möchten. So vermeiden Sie impulsive, ungesunde Entscheidungen und schaffen eine ausgewogene, abwechslungsreiche Ernährung.

Gezielte Einkaufsliste

Warum? Ein strukturierter Einkaufsplan verhindert, dass Sie im Supermarkt zu ungesunden Versuchungen greifen.

Tipp: Schreiben Sie eine Einkaufsliste basierend auf Ihrem Wochenplan. So kaufen Sie gezielt die Zutaten ein, die Sie wirklich benötigen, und sparen Zeit sowie Nerven. Und lassen Sie sich von unseren einfachen, gesunden Ideen inspirieren – schauen Sie in den Buchteil mit den Rezepten (Seite 95).

4. Augen auf bei der Getränkeauswahl

Bewusst trinken – gesunde Alternativen ohne Zucker

Warum? Zuckerhaltige Getränke wie Softdrinks, Fruchtsäfte und gesüßte Tees lassen den Blutzuckerspiegel rasch ansteigen und begünstigen langfristig eine Insulinresistenz.

Tipp: Trinken Sie täglich etwa 1½–2 Liter Wasser oder ungesüßte Tees, um Ihren Körper mit ausreichender Flüssigkeit zu versorgen und die Verdauung zu unterstützen.

gesunde Alternativen:

- Wasser: Ihr bester Durstlöscher – still oder mit Kohlensäure. Wer Abwechslung sucht, kann frische Kräuter, Zitronenscheiben oder Ingwer hinzufügen.
- Ungesüßte Tees: Kräuter- und Früchtetees sind ideal. Grüner oder schwarzer Tee können zudem die Insulinsensitivität leicht verbessern.
- Kaffee in Maßen: Schwarz oder mit einem Schuss Milch oder Pflanzenmilch ist er unproblematisch. Meiden Sie gezuckerte Kaffeespezialitäten.

Aufpassen bei:

- Fruchtsäften (auch Saft mit 100% Fruchtanteil enthält viel Fruchtzucker)
- Softdrinks und Eistees mit Zuckerzusatz
- Energy-Drinks (hoher Zucker- und Koffeingehalt)
- Diät-Getränken und Süßstoffen: Es gibt Hinweise darauf, dass künstliche Süßstoffe die Insulinempfindlichkeit negativ beeinflussen und Heißhunger auf Süßes anregen können. Zudem könnten sie die Darmgesundheit beeinträchtigen – auch wenn die langfristigen Auswirkungen noch nicht abschließend geklärt sind.

Alkohol bewusst genießen – weniger ist mehr!

Warum? Alkohol kann den Blutzucker beeinflussen: Erst steigt er an, dann kann er plötzlich absinken. Zudem erhöht Alkohol die Lust auf Snacks und beeinflusst die Insulinsensitivität negativ. Die beste Alternative für Ihre Gesundheit ist, KEINEN Alkohol zu trinken.

Tipps für einen bewussten Umgang:

- Falls Sie Alkohol trinken, dann zu einer Mahlzeit – so bleibt der Blutzucker stabiler.
- Bevorzugen Sie trockenen Wein oder Weinschorle statt Cocktails oder Bier.
- Verzichten Sie auf Liköre und süße Mixgetränke, da sie viel Zucker enthalten.
- Trinken Sie mindestens ein Glas Wasser pro alkoholisches Getränk, um den Flüssigkeitshaushalt auszugleichen.

Alkoholfreie Alternativen:

- spritziges Mineralwasser mit frischen Kräutern, Beeren, Zitronengras, Ingwer, Zitronen- oder Gurkenscheiben
- ungesüßter Eistee mit Minze und Beeren
- selbstgemachte Mocktails (alkoholfreie Cocktails mit Ingwer, Limette und Mineralwasser)

Wie kann auf Alkohol verzichtet werden?

- Selbstreflexion – wann und wie viel Alkohol wird konsumiert. Testen Sie Ihre Gewohnheiten z. B. mit einem Online-Test (Anhang, Seite 166).
- Treffen Sie eine Entscheidung, ob Sie Alkohol trinken möchten oder darauf verzichten möchten.
- Einfach mal »Nein« sagen, auch wenn angebliche gesellschaftliche Rituale dazu drängen, ein »Gläschen« mitzutrinken.
- Vom Verzicht auf Alkohol erzählen – das könnte ansteckend wirken.
- Die mögliche euphorische Stimmung durch Alkohol lässt sich auch durch Bewegung erzeugen. Sport ist die beste Alternative zu Alkohol.

5. Motivation und Ausblick

Denken Sie daran: Es geht nicht um Perfektion, sondern um bewusst gestaltete Ernährung, Bewegung und Entspannung. Kleine, aber nachhaltige Veränderungen können bereits große Auswirkungen auf Ihre Gesundheit und Blutzuckerregulation haben. Jede Entscheidung, die Sie bewusst treffen – sei es bei der Mahlzeitenplanung, der Getränkeauswahl oder im Umgang mit Alkohol-, unterstützt Sie auf Ihrem Weg zu einer stabileren Gesundheit und mehr Lebensqualität.

Im Buch finden Sie viele praktische Tipps und Rezepte, die Ihnen helfen, gesunde und leckere Mahlzeiten sowie Snacks zu planen. Diese Rezepte sind nicht nur einfach zuzubereiten, sondern unterstützen Sie auch dabei, bewusste Entscheidungen zu treffen und Ihre Mahlzeitenstruktur nachhaltig zu verbessern.

Im nächsten Schritt tauchen wir in die mediterrane Ernährung ein und entdecken weitere Strategien, die Ihre Lebensqualität verbessern. Aber den Grundstein bildet eine stabile und bewusste Mahlzeitenstruktur.

Packen Sie es an – Ihre Gesundheit ist es wert, und jeder kleine Schritt bringt Sie einem gesunden und genussvollen Leben näher!

Die Signale unseres Körpers bei Prädiabetes

Stellen Sie sich vor, Sie sitzen in einem Café und genießen Ihren Lieblingskaffee. Plötzlich bemerken Sie ein leichtes Magenknurren – ein Zeichen dafür, dass Ihr Körper Nahrung benötigt. Doch ist es wirklich Hunger, oder nur Appetit? Für Menschen mit Prädiabetes ist es besonders wichtig, diese Signale richtig zu deuten, um den Blutzuckerspiegel im Gleichgewicht zu halten. Wir sind täglich mit den unterschiedlichsten Signalen unseres Körpers konfrontiert, aber was bedeuten sie eigentlich und wie können wir sie richtig unterscheiden?

Was ist eigentlich Hunger?

Hunger ist das natürliche Verlangen Ihres Körpers, Nahrung aufzunehmen. Wenn der Körper Energie und Nährstoffe benötigt, senden Hormone Signale an das Gehirn, um dieses Bedürfnis mitzuteilen. Bei Menschen mit Prädiabetes kann der Blutzuckerspiegel diese Signale beeinflussen, was zu einem stärkeren oder schwächeren Hungergefühl führen kann. Hunger ist ein Schutzmechanismus, der sicherstellt, dass Ihr Körper überleben kann. Wenn Sie hungrig sind, werden Sie weniger wählerisch bei der Auswahl Ihrer Lebensmittel – Hauptsache, es gibt etwas zu essen.

Typische Hungersignale:

- Magenknurren
- Gedanken, die sich um Essen drehen

Hungersignale sind oft verbunden mit:

- fehlender Konzentration
- nachlassender Leistungsfähigkeit
- schlechter Stimmung
- Gereiztheit
- innerer Unruhe

Was ist eigentlich Appetit?

Appetit ist weit mehr als nur ein körperliches Signal. Während Hunger durch Hormone gesteuert wird und darauf hinweist, dass Ihr Körper Energie benötigt, entsteht Appetit vor allem durch äußere Sinnesreize wie Gerüche, Geschmäcker oder den Anblick von Lebensmitteln.
Im Gegensatz zum langsam heranreifenden Hunger, der unabhängig von der Art der Nahrung auftritt, ist Appetit oft ein plötzliches und intensives Verlangen nach einem ganz bestimmten Lebensmittel. So kann es sein, dass Sie unbedingt Chips möchten, während Schokolade diesen Drang nicht befriedigen würde.

Appetit und Emotionen

Appetit ist eng mit Ihren Gefühlen verbunden. Stress, Freude, Traurigkeit oder Langeweile können ihn auslösen, auch wenn Ihr Körper eigentlich keine Energie benötigt. Dieses emotionale Essen führt oft dazu, dass wir mehr essen, als wir wirklich brauchen. Ein typisches Beispiel ist der sogenannte »Nachtisch-Magen«: Obwohl die Hauptmahlzeit sättigend war, weckt allein der Gedanke an ein Dessert den Drang, weiter zu essen. Auch das »Essen als Belohnung« spielt eine Rolle. Schokolade wird häufig als Ausgleich oder Belohnung genutzt, um sich nach einem stressigen Tag etwas Gutes zu tun. Ein weiteres Beispiel ist das Feierabendritual. Viele verbinden den Feierabend mit einem Glas Wein oder Bier, um den Tag abzurunden. Auch hier geht es nicht um Hunger, sondern um das Bedürfnis nach Entspannung oder einer kleinen Auszeit.

Emotionales Essen kann zudem eine Methode der Stressbewältigung sein. In stressigen Situationen greifen wir oft zu Süßigkeiten oder anderen Snacks, um uns zu beruhigen – obwohl wir keinen echten Hunger haben. Das bewusste Erkennen dieser emotionalen Auslöser hilft uns, Gewohnheiten zu hinterfragen und gesündere Entscheidungen zu treffen.

Appetit verstehen: Summen und Winken

Appetit wird oft durch Gedanken oder äußere Reize ausgelöst, auch wenn kein echter Hunger besteht. Summen beschreibt ein Verlangen, das durch Emotionen oder Erinnerungen an bestimmte Lebensmittel geweckt wird – es besteht kein tatsächlicher Nahrungsbedarf. Winken hingegen entsteht durch äußere Reize, wie Werbung oder den verlockenden Anblick von Essen. Beide Formen des Appetits basieren nicht auf echtem Hunger, sondern auf emotionalen oder visuellen Einflüssen.

Warum ist der Unterschied so wichtig?

Das Verständnis der Unterschiede zwischen Hunger und Appetit ist dafür entscheidend, bewusster mit dem eigenen Essverhalten umzugehen. Während Hunger ein natürlicher Hinweis auf Energiebedarf ist, verleitet Appetit oft dazu, mehr zu essen, als der Körper benötigt. Wer die Signale seines Körpers richtig deutet, kann besser zwischen echtem Hunger und appetitgesteuerten Impulsen unterscheiden – und so eine Balance zwischen Genuss und einem gesunden Lebensstil finden.

Tipp: Das nächste Mal, wenn Sie Appetit verspüren, halten Sie kurz inne und fragen Sie sich: »Warum möchte ich gerade essen? Summt da ein leises Verlangen im Hintergrund, oder winkt mir das Essen auffällig zu?« Diese kleine Reflexion kann helfen, bewusster zu entscheiden, ob und was Sie wirklich essen möchten – und was Ihnen in dem Moment guttut.

Diese Signale sind Beispiele dafür, wie Appetit durch Emotionen und äußere Einflüsse gesteuert werden kann – und nicht nur durch tatsächlichen Hunger. Das Bewusstsein über diese Mechanismen kann dabei helfen, besser mit unseren Essgewohnheiten umzugehen.

Was ist eigentlich Sättigung?

Sättigung ist das natürliche Gegenstück zum Hunger – der Zustand, in dem Ihr Körper kein Verlangen mehr nach Nahrung verspürt. Sie wird oft als Essensunlust bezeichnet und signalisiert, dass der Energiebedarf Ihres Körpers gedeckt ist.

Wie entsteht Sättigung?

Sättigung ist ein komplexer Prozess, der durch Signale zwischen Magen und Gehirn gesteuert wird. Sobald Sie anfangen zu essen, dehnt sich der Magen allmählich aus. Diese Dehnung löst Signale aus, die an das Gehirn weitergeleitet werden und das Gefühl der Sättigung auslösen. Dabei spielt auch die Zusammensetzung der Mahlzeit eine Rolle – ballaststoffreiche und proteinreiche Lebensmittel fördern das Sättigungsgefühl stärker als fett- oder zuckerreiche Speisen. Ein wichtiger Faktor bei der Sättigung ist die Zeit. Es dauert etwa 20 Minuten, bis das Gehirn die Signale des Magens vollständig verarbeitet hat und das Sättigungsgefühl einsetzt. Aus diesem Grund kann schnelles Essen dazu führen, dass Sie mehr essen, als Ihr Körper benötigt, bevor Sie sich überhaupt satt fühlen.

Typische Sättigungssignale:
- Der Bauch fühlt sich neutral oder angenehm gefüllt an.
- Sie denken nicht mehr an Essen.

Sättigungssignale sind oft verbunden mit:
- steigendem Energielevel
- verbesserter Konzentration
- angenehmem Zufriedenheitsgefühl
- guter Stimmung

Warum ist der Unterschied so wichtig?

Das Bewusstsein für Sättigung hilft nicht nur dabei, Überessen zu vermeiden, sondern unterstützt auch eine ausgewogene Ernährung. Wenn wir lernen, auf die Signale unseres Körpers zu hören, können wir besser verstehen, wann wir wirklich satt sind und wann wir noch essen, obwohl unser Körper keine weiteren Kalorien benötigt. Indem wir achtsam essen, können wir nicht nur unser Gewicht besser kontrollieren, sondern auch unsere allgemeine Gesundheit und das Wohlbefinden fördern.

Tipp: Langsam essen: Geben Sie Ihrem Körper ausreichend Zeit, die Sättigungssignale wahrzunehmen. Ein bewährter Trick ist es, mit einem Salat zu beginnen – wie es in vielen griechischen Restaurants üblich ist. Der Magen kann nämlich keine Kalorien zählen, sondern registriert vor allem das Volumen der Nahrung. Indem Sie ihn zuerst mit einem leichten Salat füllen, stillen Sie den ersten Hunger und geben Ihrem Körper genügend Zeit, das Sättigungsgefühl rechtzeitig zu erkennen.

Bewegung: Snacks mit großer Wirkung

Die WHO empfiehlt 150 Minuten Bewegung pro Woche – für viele schwer erreichbar. Bewegungs-Snacks (auch Snacktivity oder Micro-Workouts genannt) sind kurze, 2- bis 5-minütige Bewegungseinheiten, die über den Tag verteilt werden. Sie unterbrechen die sitzende Tätigkeit und sorgen sowohl körperlich als auch psychisch für neue Energie.

Die Vorteile sind:

- Sie können direkt damit starten. Es braucht keine besondere Ausrüstung oder Trainingskleidung und auch keine Planung.
- Sie können es allein durchführen oder mit Ihren Arbeitskollegen, die auch von Inaktivität am Arbeitsplatz betroffen sind.
- Die Bewegungen unterstützen die Bauchspeicheldrüse, indem sie unsere Muskeln aktivieren und die Zuckerverbrennungsfabrik in Gang bringen.

Möglichkeiten für Bewegungssnacks:

- Sie laufen, so oft es geht.
- Sie steigern gezielt Ihre Alltagsbewegung.
- Sie starten kleine Tabata-Übungen.
- Sie tanzen, wann immer es passt.

Der rote Faden – Bewegungsanker am Arbeitsplatz

Suchen Sie sich fünf Bewegungsankerplätze an Ihrem Arbeitsplatz und stellen Sie einen Wecker auf 60 Minuten. Dann führen Sie an jedem Platz eine Übung durch.

1. Bewegungsankerplatz: der Schreibtischstuhl

- Viermal im Wechsel aufstehen und hinsetzen.
- Aufrecht sitzen, Gesäß auf dem vorderen Teil der Sitzfläche.
- Füßekreisen, Knie heben und senken, Becken- und Schulterkreisen, Arme dehnen, Hände reiben, Gesichtsmuskulatur lockern, Kopf in alle Richtungen drehen.
- Den ganzen Ablauf viermal wiederholen.

2. Bewegungsankerplatz: die Treppe

- Mindestens viermal ein Stockwerk rauf- und runterlaufen (öfter ist besser!).

Tabata

Bei Tabata handelt es sich um eine Variante des Intervalltrainings, die durch kurze, hochintensive Bewegungsintervalle und dazwischenliegende kurze Pausen gekennzeichnet ist.

3. Bewegungsankerplatz: der Schreibtisch

- Vier Liegestütze am Schreibtisch.
- Venenpumpe: Viermal im Stehen auf den Zehenspitzen wippen.
- Beide Übungen viermal wiederholen.

4. Bewegungsankerplatz: ein Waschbecken

- Kaltes Wasser über die Handgelenke laufen lassen (fördert Durchblutung und Wachsamkeit).
- Vorbeuge: Im Stehen tief einatmen. Beim Ausatmen mit dem Kopf vorweg Wirbel für Wirbel nach unten beugen. Die Beine sind leicht gebeugt. Den Kopf und die Arme locker herunterhängenlassen. Dann die Ellenbogen verschränken und nach links und rechts drehen, nach vorne und nach hinten – mit dem Kopf Nein- und Ja-Bewegungen machen. Schließlich wieder Wirbel für Wirbel aufrichten.
- Ein Glas Wasser trinken – wenn man schon mal am Waschbecken steht.

5. Bewegungsankerplatz: die Wand

- 60 Sekunden an die Wand gelehnt sitzen, dann aufrichten und um 180 Grad drehen.
- 60 Sekunden mit verschränkten Armen nach vorne gebeugt an die Wand lehnen.

Bewegungsanker für den Alltag zu Hause oder im Büro.

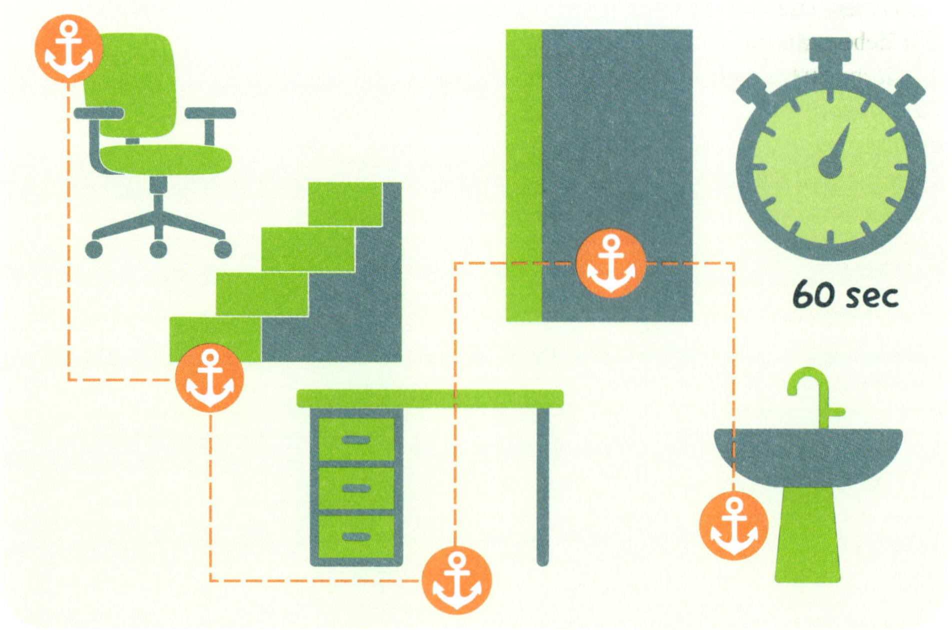

Tipps: Diese Bewegungsankerplätze können mit kleinen Ankerschildern und einem roten Faden am Stuhl, an der Treppe, am Schreibtisch, am Waschbecken und an der Wand gekennzeichnet werden – eine kleine Erinnerungsstütze.

Tipps für zu Hause
Gartenarbeit und auch Hausarbeit bekommen einen anderen Stellenwert. Denn jede Bewegung zählt – plötzlich gewinnen diese Tätigkeiten einen neuen körperbezogenen Zweck. So schön kann Hausputz und Gartenarbeit sein!

Tipps für die Freizeit
Es gibt auch motivationsfördernde digitale Unterstützung wie beispielsweise die App »Seven«. Mit dieser App können Sie sich eine Gewohnheit schaffen, täglich Sieben-Minuten-Miniworkouts unter Anleitung zu trainieren. Sie basiert auf wissenschaftlichen Studien und soll dazu dienen, größtmögliche Trainingseffekte in kürzester Zeit zu erreichen. Es werden personalisierte Trainingspläne erstellt, die auf die individuellen Ziele abgestimmt sind. Auch das Fitnesslevel kann eingegeben werden, sodass eine Überforderung ausgeschlossen werden kann. Sie können überall trainieren und benötigen keine Geräte, da die Übungen das eigene Körpergewicht nutzen. Ein kleiner Einsatz mit großer Wirkung!

Auch digitale Schrittzähler helfen. 10.000 Schritte pro Tag sind empfehlenswert, aber auch weniger ist besser als nichts!

»Dynamisches Sitzen« statt »stilles Sitzen«!

Früher wurde in der Schule »Stillsitzen« gelernt – doch für unseren Stoffwechsel und unsere Beweglichkeit ist das eine Katastrophe. Lang anhaltendes, starres Sitzen führt zu einem niedrigen Energieverbrauch und kann langfristig negative gesundheitliche Folgen haben. Die Lösung? Dynamisches Sitzen – also das regelmäßige Wechseln der Sitzposition. Bereits kleine Veränderungen können große Auswirkungen haben: Ein Balance- oder Ballkissen kann beispielsweise dabei hel-

Sportliche Grundsätze

Für Einsteiger über 35 Jahre oder Menschen mit Vorerkrankungen gilt: Erst zum Arzt, dann zum Sport! Sportliche Grundsätze:

- Langsam beginnen und Belastung steigern
- Nach dem Sport ausreichend erholen
- Sportpause bei Krankheit
- Verletzungen ausheilen lassen
- Sport an Klima und Umgebung anpassen
- Auf richtige Ernährung und Flüssigkeitszufuhr achten
- Medikamente mit dem Arzt abstimmen
- Sport soll Spaß machen: Abwechslung einbauen und Alltag aktiv gestalten

fen, mehr Bewegung in den Sitzalltag zu integrieren.

Doch warum ist das so wichtig? Der Gegensatz zu dynamischem Sitzen ist das sogenannte sedentäre Verhalten, das durch einen Energieverbrauch von weniger als 1,5 MET (Metabolisches Äquivalent) im Wachzustand gekennzeichnet ist. Zur Einordnung: 1 MET entspricht dem Energieverbrauch in Ruhe, also etwa 1 kcal pro Kilogramm Körpergewicht pro Stunde. Wer über längere Zeit in diesem niedrigen Aktivitätsbereich verharrt, riskiert eine Verschlechterung der Insulinsensitivität und eine verlangsamte Stoffwechselaktivität.

Im Alltag sollten die »Aktivitätsgänge« genutzt werden.

Um dem entgegenzuwirken, sollte der Alltag möglichst aktiv gestaltet werden. Das häufige Wechseln der Sitzposition, gelegentliches Aufstehen und kleine Bewegungseinheiten helfen dabei, den Stoffwechsel anzukurbeln. Buckley JP, Hedge A, Yates T et al. haben ein Konzept zum Aktivitätsverhalten entwickelt und verwenden die Metapher des Autofahrens.

- Rückwärtsgang: ununterbrochenes Sitzen – sollte möglichst vermieden werden.

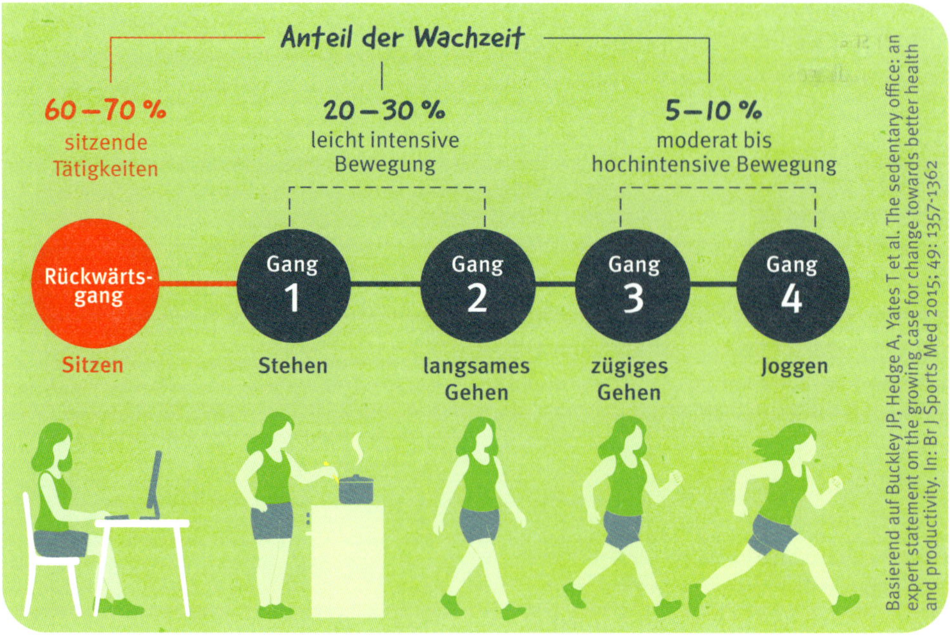

Basierend auf Buckley JP, Hedge A, Yates T et al. The sedentary office: an expert statement on the growing case for change towards better health and productivity. In: Br J Sports Med 2015; 49: 1357-1362

- Erster Gang: kleine, häufige Bewegungen – etwa durch Gewichtsverlagerung oder Sitzpositionswechsel.
- Zweiter bis vierter Gang: zunehmende körperliche Aktivität – von kurzen Spaziergängen bis hin zu intensiverer Bewegung.

Das Ziel ist es, im Alltag alle »Gänge« regelmäßig zu nutzen, um den Stoffwechsel in Schwung zu halten und langfristig gesund zu bleiben!

Wochenaufgabe: Selbstreflexion & Struktur schaffen

In der ersten Woche liegt der Fokus darauf, Ihre Struktur im Alltag zu optimieren und Ihr Erleben der einzelnen Situationen stärker zu reflektieren. Dies liefert die Grundlage für eine langfristige und nachhaltige Verhaltensänderung zur Prävention von Diabetes. Diese Wochenaufgabe hilft Ihnen, Ihre Gewohnheiten bezüglich der Themen Ernährung, Sport und Stressmanagement aufzubrechen und Schritt für Schritt neue Gewohnheiten zu entwickeln.

Teil 1: Struktur im Alltag verbessern

Planung statt Zufall: Eine vorausschauende Planung spart Zeit und erleichtert gesunde Entscheidungen. Besonders an stressigen Tagen hilft es, Mahlzeiten im Voraus zu planen. Wer vorkocht, spart nicht nur Zeit, sondern stellt sicher, dass immer etwas Gesundes griffbereit ist. Gemeinsam planen und essen hält die Motivation hoch. Binden Sie Familie oder Mitbewohner mit ein – so werden gesunde Mahlzeiten zur Routine!

Zeit bewusst einplanen: Nehmen Sie sich bewusst Zeit für Ihre Mahlzeiten. Wenn das nicht immer möglich ist, starten Sie mit einer Mahlzeit am Tag, die Sie achtsam genießen. Essen Sie möglichst an einem Tisch – ohne Ablenkung durch Fernseher oder Smartphone. So spüren Sie Ihr Sättigungsgefühl besser und vermeiden unbewusstes Überessen.

Teil 2: Selbstreflexion – bewusste Wahrnehmung stärken

Die Stop-Übung:

- Stop: Machen Sie nach der Hälfte Ihrer Mahlzeit eine kurze Pause. Besteck zur Seite legen und innehalten.
- Tief durchatmen: 2–3 tiefe Atemzüge und die Bauchdecke spüren.
- Observieren: Wie schmeckt das Essen? Fragen Sie sich: »Bin ich noch hungrig oder schon angenehm satt?«
- Perfekt: Halten Sie nach jeder Mahlzeit kurz inne: »Wie habe ich mich beim Essen gefühlt?« Diese kleine Reflexion hilft, bewusster zu essen und eine gesunde Beziehung zum Essen zu entwickeln. Und die kurze Unterbrechung hilft, Ihr natürliches Sättigungsgefühl besser wahrzunehmen.

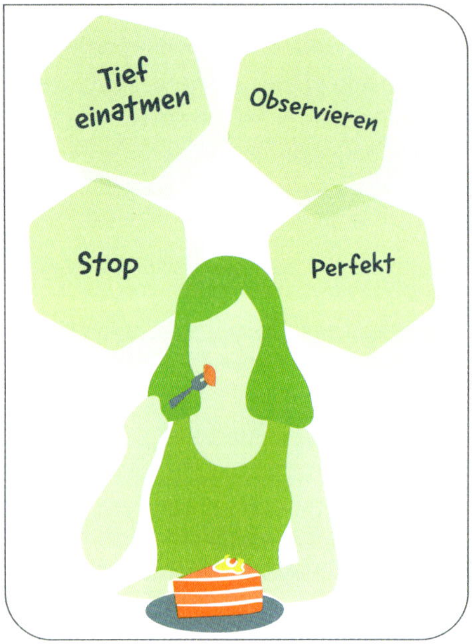

Die STOP-Übung.

Denken Sie daran: Es geht nicht um Perfektion, sondern um kleine, aber nachhaltige Veränderungen. Jeder bewusste Schritt zählt – und bringt Sie Ihrer stabilen Blutzuckerregulation und einer genussvollen Ernährung näher!

Wochenaufgabe: Bewegungs-Snacks

Teil 3: Bewusst aktiv werden mit der WOOP-Methode

Die WOOP-Methode (Wish – Outcome – Obstacle – Plan) hilft dabei, Bewegungsgewohnheiten fest zu verankern. Nutzen Sie die folgenden Schritte als Beispiel und passen Sie sie individuell an.

Fragen Sie sich auch nach einer sportlichen Übung oder einem Achtsamkeitstraining: »Wie habe ich mich dabei gefühlt?« Auf diese Weise werden Sie nach und nach Ihren Alltag bewusster wahrnehmen, was den Grundstein für eine bewusstere Gestaltung legt.

Wunsch: Bewegung in den Alltag integrieren, indem Sie mindestens 30 % der Zeit im »ersten bis vierten Gang« (kleine bis moderate Aktivität) verbringen.

Ergebnis: Reduziertes Risiko für Herz-Kreislauf-Erkrankungen, bessere Prävention von Typ-2-Diabetes und ein gesteigertes Wohlbefinden.

Hindernis: »Ich falle auf, wenn ich im Büro zwischendurch Übungen mache« oder: »Ich habe oft keine Lust auf Bewegung.«

Plan:

- Wissen über sedentäres Verhalten mit Kollegen und Familie teilen, um Bewegung gemeinsam zu fördern. Andere motivieren mitzumachen. Bewegung in der Gemeinschaft geht oft besser und stärkt die eigene Motivation.
- Alle 60 Minuten mindestens 2–3 Minuten Bewegungsübungen durchführen (Wecker stellen!).
- Telefonate im Gehen führen.

- Dynamisches Sitzen mit einem Balancekissen unterstützen.
- In der Mittagspause an die frische Luft gehen – unabhängig vom Wetter.
- Ein Stehpult beantragen oder Sitz-Steh-Wechsel einbauen.
- Fahrstühle und Rolltreppen meiden.
- Durchhalten! Es dauert etwa 66 Tage, um neue Gewohnheiten zu etablieren.

Erstellen Sie Ihr eigenes WOOP nach Ihren individuellen Bedürfnissen – jeder kleine Schritt zählt!

Rückblick – Reflexion

Nehmen Sie sich am Ende der ersten Woche Zeit, um zu reflektieren:

- Welche Veränderungen in Ihrer Struktur im Alltag sind Ihnen leichtgefallen?
- Wie haben Sie die Körpersignale »Hunger«, »Appetit« und »Sättigung« wahrgenommen?
- Konnten Sie erste Bewegungssnacks in Ihren Alltag integrieren? Wie ging es Ihnen dabei?

Woche 2: Blutzucker stabilisieren

Mit smarten Kohlenhydraten, einem neu gestalteten Teller und gezielten Bewegungseinheiten zu einem gesunden Alltag und stabilen Blutzuckerwerten!

Jetzt wird's praktisch: Mit ausgewogenen Mahlzeiten und cleverer Lebensmittelauswahl stabilisieren Sie Ihren Blutzucker. Ballaststoffe, gesunde Kohlenhydrate und Bewegung spielen dabei die Hauptrollen – für mehr Energie und weniger Heißhunger.

Kohlenhydrate – Freund oder Feind?

Kohlenhydrate sind die wichtigste Energiequelle unseres Körpers. Sie werden in Glukose umgewandelt, die Muskeln, Gehirn und Organe mit Energie versorgt. Doch nicht alle Kohlenhydrate wirken gleich. Der Glykämische Index (GI) gibt an, wie schnell ein kohlenhydrathaltiges Lebensmittel den Blutzucker ansteigen lässt. Lebensmittel mit einem niedrigen GI sorgen für eine langsamere und gleichmäßigere Blutzuckerreaktion, was die Insulinsensitivität verbessert und Heißhungerattacken vorbeugt.

Fazit: Kohlenhydrate sollten nicht grundsätzlich gemieden werden – entscheidend ist die richtige Auswahl.

Einfache Kohlenhydrate – die schnellen Zuckerlieferanten

Beispiele: Zucker, Süßigkeiten, Weißbrot, Softdrinks.

Diese Kohlenhydrate werden schnell in Glukose umgewandelt und lassen den Blutzuckerspiegel rasch ansteigen. Die Folge ist ein schneller Energieschub, gefolgt von einem raschen Abfall des Blutzuckers – und oft Heißhunger.

So trainieren Sie Ihren Geschmackssinn um:

- Schrittweise Zuckerreduktion: Reduzieren Sie langsam die Zuckermenge in Ihrem Kaffee oder Tee.
- Sich langsam von Softdrinks entwöhnen: Verdünnen Sie Softdrinks nach und nach mit Sprudelwasser, bis Sie sie ganz weglassen können.
- Joghurt mixen: Mischen Sie fertige Fruchtjoghurts mit Naturjoghurt, um den Zuckergehalt zu senken.
- Bewusste Portionsgröße: Kaufen Sie kleine Mengen an Süßigkeiten, um den Konsum zu reduzieren.
- Frucht statt Zucker: Verwenden Sie Obst als natürliche Süße für Joghurt oder Desserts.
- Reduzieren Sie den Zuckergehalt in Rezepten um ⅓ – oft merkt man den Unterschied kaum. Setzen Sie beim Backen auf natürliche Süße – z. B. durch reife Bananen, Apfelmark oder Datteln. Gewürze wie Zimt, Vanille oder Kakao intensivieren den Geschmack.
- Dunkle Schokolade statt Milchschokolade: Reduzieren Sie den Zuckeranteil durch Schokolade mit höherem Kakaoanteil.

Ihr Ziel: Ein verändertes Geschmacksempfinden und eine bessere Insulinempfindlichkeit– schon nach wenigen Wochen!

Komplexe Kohlenhydrate – die langsamen Energielieferanten

Beispiele: Vollkornprodukte, Hülsenfrüchte, Gemüse

Komplexe Kohlenhydrate werden langsamer verstoffwechselt, da sie in mehreren Stufen zu Glukose abgebaut werden müssen. Dieser Prozess sorgt dafür, dass die Glukose langsam ins Blut gelangt, was einen gleichmäßigen Anstieg des Blutzuckerspiegels bewirkt. Dadurch werden starke Schwankungen vermieden, und die Energieversorgung bleibt konstant. Der Insulinspiegel bleibt stabil, da weniger Insulin benötigt wird, um die Glukose zu verarbeiten. Dies fördert nicht nur eine effiziente Energieversorgung, sondern auch die Insulinempfindlichkeit.

Kohlenhydrate und ihre Resorptionsgeschwindigkeit

Die Geschwindigkeit der Kohlenhydrataufnahme ist im Zusammenhang mit Prädiabetes von besonderer Bedeutung, da sie einen direkten Einfluss auf die Blutzuckerregulation hat. Kohlenhydrate, die schnell vom Körper aufgenommen werden – wie zuckerhaltige Getränke oder Süßigkeiten –, führen zu einem raschen Anstieg des Blutzuckerspiegels (sie schießen ins Blut). Dieser schnelle Anstieg zwingt die Bauchspeicheldrüse, große Mengen Insulin auszuschütten, um den Zucker schnell abzubauen. Auf Dauer kann dies die Insulinempfindlichkeit beeinträchtigen und zur Insulinresistenz führen, einer Vorstufe des Typ-2-Diabetes.

Komplexe Kohlenhydrate hingegen, wie Vollkornprodukte, Hülsenfrüchte und Gemüse, lassen den Blutzuckerspiegel langsamer und gleichmäßiger ansteigen (sie sickern ins Blut). Dies ermöglicht eine bessere Blutzuckerregulation und verringert das Risiko einer Insulinresistenz.

Die Wahl von Lebensmitteln mit einer geringen Resorptionsgeschwindigkeit kann also helfen, den Blutzuckerspiegel stabil zu halten und das Risiko, an Prädiabetes oder Typ-2-Diabetes zu erkranken, zu senken. Die folgende Tabelle zeigt eine Übersicht über verschiedene Lebensmittel mit unterschiedlichen Resorptionsgeschwindigkeiten.

Resorptionsgeschwindigkeit von Kohlenhydtraten

Lebensmittelgruppe	Resorptionsgeschwindigkeit der Kohlenhydrate
Zuckerhaltige Getränke, Süßigkeiten, reiner Zucker (pur)	schießen ins Blut
Weißmehlprodukte und Obst	strömen ins Blut
Kartoffeln und Vollkorngetreide	fließen ins Blut
Kohlenhydrate aus Milch (Milchzucker)	tropfen ins Blut
Kohlenhydrate aus Hülsenfrüchten und Gemüse	sickern ins Blut

Ballaststoffe – die unscheinbaren Helfer

Haben Sie sich schon einmal gefragt, warum Sie nach einer Mahlzeit mit Weißbrot oder einem zuckerhaltigen Snack so schnell wieder hungrig sind? Oder warum Ihnen nach dem Mittagessen die Energie fehlt? Der Grund könnte in einem oft übersehenen Nährstoff liegen: Ballaststoffen.

Die »Verpackung« der Kohlenhydrate und Einfluss anderer Nährstoffe: Wie schnell Kohlenhydrate ins Blut gelangen, hängt wesentlich von ihrer »Verpackung« ab. In Vollkornprodukten sind sie durch Ballaststoffe besser verpackt, sodass die Glukose langsamer freigesetzt wird. Auch Fett und Eiweiß in einer Mahlzeit können die Verdauung von Kohlenhydraten verlangsamen.

Praktischer Tipp für den Alltag: Kombinieren Sie schnell verfügbare Kohlenhydrate mit kohlenhydratarmen Lebensmitteln. So bleibt der Blutzucker stabil und die Energiezufuhr gleichmäßig. Zum Beispiel: Marmelade mit Quark statt pur aufs Brot.

Ballaststoffe – kein Ballast, sondern Schlüssel zur Gesundheit

Beispiele: Vollkornprodukte, Hülsenfrüchte, Obst, Gemüse, Nüsse und Samen

Ballaststoffe sind in Wirklichkeit alles andere als »Ballast«. Sie sind unverdauliche pflanzliche Fasern, die eine äußerst wichtige Rolle für die Gesundheit spielen, obwohl sie nicht vom Körper in Energie (Glukose) umgewandelt werden. Vielmehr fördern sie zahlreiche Prozesse im Verdauungssystem und haben viele gesundheitsfördernde Effekte.

Sie passieren den Verdauungstrakt größtenteils unverändert und unterstützen auf natürliche Weise die Verdauung. Sie helfen nicht nur, den Stuhlgang zu regulieren, sondern tragen auch dazu bei, Verstopfung zu verhindern. Zudem haben sie einen stabilisierenden Effekt auf den Blutzuckerspiegel und helfen, Cholesterin zu senken.

Ballaststoffe fördern einen langsamen und gleichmäßigen Anstieg des Blutzuckerspiegels, indem sie die Verdauung der Kohlenhydrate verzögern. Auf diese Weise werden Heißhungerattacken vermieden und der Blutzuckerspiegel bleibt konstant. Dies ist besonders wichtig, um Insulinspitzen zu vermeiden, die langfristig zu einer Insulinresistenz und damit zu Typ-2-Diabetes führen können.

Haferkleie – ein natürlicher Helfer für Blutzucker und Cholesterin

Lösliche Ballaststoffe, wie Beta-Glucan, das in Haferkleie vorkommt, sind besonders wertvoll für Ihre Stoffwechselgesundheit. Beta-Glucan ist ein löslicher Ballaststoff, der im Verdauungstrakt eine gelartige Substanz bildet. Diese verlangsamt die Aufnahme von Glukose aus der Nahrung, was dabei hilft, den Blutzuckerspiegel stabil zu halten. Dadurch werden Blutzuckerschwankungen nach den Mahlzeiten reduziert, was besonders für Menschen mit Prädiabetes oder Diabetes von Vorteil ist.

Darüber hinaus bindet Beta-Glucan Gallensäuren, die für die Fettverdauung benötigt werden. Diese Gallensäuren werden normalerweise in der Leber aus Cholesterin produziert. Wenn mehr Gallensäuren ausgeschieden werden, verbraucht der Körper entsprechend mehr Cholesterin zur Produktion von neuer Gallensäure. Das hilft, den LDL-Cholesterinspiegel (das »schlechte Cholesterin«) zu reduzieren.

Wissenschaftlich belegt: Etwa 30–40 g Haferkleie täglich können den LDL-Cholesterinspiegel um bis zu 10–15 % senken. Gleichzeitig trägt Beta-Glucan zur Blutzuckerregulation bei – ein doppelter Gewinn für Herz, Kreislauf und Stoffwechsel.

Praktische Tipps für den Alltag: Haferkleie eignet sich beispielsweise hervorragend für das Frühstück. Eine Portion von etwa 30 g Haferkleie (ca. 3 g Beta-Glucan) lässt sich schnell in Porridge, Müsli oder Smoothies integrieren. Haferkleie eignet sich auch gut zum Binden von Suppen und Saucen.

Fazit: Ballaststoffe – ein Segen für Ihre Gesundheit

Ballaststoffe sind kein »Ballast«, sondern ein wertvoller Bestandteil der Ernährung. Sie stabilisieren den Blutzuckerspiegel,

LDL und HDL – was heute gilt

LDL-Cholesterin

LDL transportiert Cholesterin von der Leber zu den Körperzellen. Ein dauerhaft erhöhter LDL-Cholesterin-Spiegel kann zu Ablagerungen an den Gefäßwänden führen – sogenannten Plaques. Das fördert Atherosklerose und steigert das Risiko für Herzinfarkt und Schlaganfall. Fachgesellschaften empfehlen: LDL-Cholesterin so niedrig wie möglich halten – insbesondere bei erhöhtem Risiko.

HDL-Cholesterin

HDL bringt überschüssiges Cholesterin aus den Gefäßen zurück zur Leber, wo es abgebaut wird. Früher galt: je höher der HDL-Cholesterin-Wert, desto besser. Heute weiß man: Entscheidend ist nicht nur die Menge, sondern die Funktionalität des HDL-Cholesterins. Sehr hohe Werte sind nicht automatisch günstig. Ein gesunder Lebensstil mit viel Bewegung erhöht nicht nur die Menge des HDL-Cholesterins, sondern verbessert auch die Funktionalität. Voraussetzung ist allerdings eine gleichzeitige Senkung des LDL-Cholesterin-Spiegels. Dies zeigt wieder, dass eine Lebensstiländerung ganzheitlich gesehen werden sollte, Ernährung, Bewegung und Stressmanagement gehen Hand in Hand.

senken das Cholesterin und fördern die Verdauung. Durch die Integration ballaststoffreicher Lebensmittel wie Haferkleie, Vollkornprodukte, Hülsenfrüchte und Gemüse in den Alltag können Sie Ihre Gesundheit nachhaltig unterstützen. Langfristig tragen Ballaststoffe nicht nur zur Prävention von Erkrankungen wie Typ-2-Diabetes und Herz-Kreislauf-Erkrankungen bei, sondern fördern auch Ihre Darmgesundheit und Ihr allgemeines Wohlbefinden.

Wichtig: Viel trinken – denn Ballaststoffe wirken nur bei ausreichender Flüssigkeitszufuhr richtig gut.

Bewegung: Ausdauertraining

Regelmäßige Bewegung ist eine der wirkungsvollsten Maßnahmen, um den Stoffwechsel zu verbessern, die Insulinsensitivität zu erhöhen und den Blutzuckerspiegel langfristig zu stabilisieren. Besonders Ausdauertraining spielt dabei eine zentrale Rolle. Doch welche Sportart passt zu Ihnen? Bevor Sie starten, nehmen Sie sich einen Moment Zeit, um über Ihre persönlichen Vorlieben nachzudenken.

Der »Was passt zu mir?«-Fragebogen

Machen Sie sich bewusst, welche Art von Bewegung Ihnen liegt. Diese Fragen helfen Ihnen bei der Auswahl:

- Betreibe ich bereits regelmäßig Ausdauertraining?
  ☐ Ja ☐ Nein
  Falls ja – könnte ich mich steigern?
  ☐ Ja ☐ Nein
- Bewege ich mich lieber in einer Gruppe?
  ☐ Ja ☐ Nein
- Genieße ich es, allein Sport zu treiben?
  ☐ Ja ☐ Nein
- Bevorzuge ich Sport im Freien oder in geschlossenen Räumen?
  ☐ drinnen ☐ draußen
- Bin ich der »Fitnessstudio-Typ«?
  ☐ Ja ☐ Nein
- Welche Ausdauersportart könnte mir Spaß machen?
  ☐ Nordic Walking
  ☐ Joggen
  ☐ Wandern
  ☐ Radfahren
  ☐ Inlineskaten
  ☐ Schwimmen
  ☐ Skilanglauf
  ☐ Ballspiele
  ☐ Stand-up-Paddling
  ☐ Rudern
  ☐ Windsurfen
  ☐ Aqua-Jogging
  ☐ Aqua-Fitness
  ☐ Cardio-Fitness-Kurse
  ☐ Spinning/Ergometer
  ☐ Step-Aerobic
  ☐ Tanzen
  ☐ Zumba

Diese Liste ist nicht abschließend – ergänzen Sie sie nach Ihren persönlichen Vorlieben!

Das richtige Maß: moderates Training

Für alle Ausdauersportarten gilt: Ein moderates Training ist optimal! Das bedeutet, dass Ihre Atmung leicht beschleunigt wird und Sie ins Schwitzen kommen, sich aber dennoch problemlos unterhalten können. So trainieren Sie effektiv, ohne den Körper zu überlasten.

Zur Orientierung können Sie Ihren Puls messen: Faustregel für den optimalen Trainingspuls:180 – Lebensalter = empfohlener Trainingspuls

Ein Fitnessarmband oder eine Pulsuhr kann dabei hilfreich sein, um Ihre Belastung zu kontrollieren und Ihr Training optimal anzupassen. Bleiben Sie motiviert, hören Sie auf Ihren Körper und finden Sie eine Sportart, die Ihnen Freude bereitet – denn nur dann wird Bewegung zur langfristigen Gewohnheit!

Wochenaufgabe: Blutzucker stabilisieren

Teil 1: Blick in das Protokoll

Beginnen Sie mit einer kurzen Reflexion Ihrer aktuellen Essgewohnheiten. Nehmen Sie sich ein paar Minuten Zeit, um in Ihr Ernährungs- und Bewegungsprotokoll zu schauen.

- Welche Lebensmittel mit einfachen Kohlenhydraten (z. B. Weißbrot, Zucker, Süßigkeiten, Softdrinks) konsumieren Sie häufig?
- Welche Lebensmittel mit komplexen Kohlenhydraten und Ballaststoffen finden sich bereits auf Ihrem Speiseplan? Könnten Sie davon noch mehr unterbringen?
- Gab es in dieser Woche zusätzliche Bewegung außerhalb Ihrer Routine? Wie z. B. eine Fahrradtour oder gezieltes Training?

Teil 2: Schrittweise Umsetzung

Frühstück anpassen: Statt Weißbrot, Graubrot oder Croissants wählen Sie Vollkornprodukte wie Haferflocken/Haferkleie oder Vollkornbrot. Fügen Sie auch gerne eine Portion Obst oder Nüsse hinzu, um den Ballaststoffgehalt zu steigern.

Mittagessen umstellen: Ersetzen Sie einfache Kohlenhydrate wie weißen Reis oder Pasta durch Vollkornalternativen wie Quinoa, braunen Reis, Vollkornnudeln oder Nudeln aus roten Linsen. Ergänzen Sie Ihre Mahlzeit mit Gemüse und einer eiweißreichen Quelle wie Hülsenfrüchten, magerem Fleisch, Fisch oder Tofu.

Abendessen optimieren: Bevorzugen Sie Mahlzeiten mit einer guten Mischung aus Gemüse, gesunden Fetten und komplexen Kohlenhydraten. Statt Pommes oder Fertiggerichte zu wählen, bereiten Sie z. B. ein Gericht mit Quinoa, Süßkartoffeln und gedünstetem Gemüse zu.

Snacks gesünder gestalten: Statt zu Snacks mit hohem Zuckeranteil wie Keksen oder Chips zu greifen, wählen Sie ballaststoffreiche und proteinreiche Alternativen. Probieren Sie Nüsse, geröstete Kichererbsen, Gemüsesticks mit Hummus, Joghurt mit Beeren oder Power-Balls.

Rezepte finden Sie im hinteren Buchteil (Seite 95).

Wochenaufgabe: Ausdauertraining

Teil 3: Bewusst aktiv werden mit der WOOP-Methode

Wunsch: Steigerung der Kondition und Verbesserung der Insulinsensitivität. Ziel ist es, präventiv gegen die Entstehung von Typ-2-Diabetes vorzugehen und gleichzeitig die allgemeine Fitness zu verbessern.

Ergebnis: »Ich fühle mich fitter und widerstandsfähiger im Alltag, bin weniger schnell aus der Puste und meine Blutglukosewerte stabilisieren sich. Dadurch werde ich langfristig meine Gesundheit besser kontrollieren können.«

Hindernis:

- »Womit soll ich nur starten?« »Ich weiß nicht, wo ich anfangen soll, um mein Ziel Schritt für Schritt zu erreichen.«

- Motivation: »Der innere Schweinehund kann es mir schwer machen, regelmäßig zu trainieren.«
- Zeitmangel: »Der Alltag ist voll, und ich finde oft keine Zeit für sportliche Aktivitäten.«

Plan:

- Auswahl der Aktivität: »Nach dem Ausfüllen des Fragebogens von oben habe ich mich entschieden, mit leichtem Ausdauertraining zu starten. Für den Anfang werde ich 3 × 10 Minuten schnelles Gehen an drei Tagen in der Woche einplanen.«
- Festlegung der Tage: »Die festen Trainingstage sind Montag, Mittwoch und Freitag – so bleibe ich flexibel, aber dennoch konsequent. An diesen Tagen werde ich morgens nach dem Aufstehen oder abends nach der Arbeit losgehen.«
- Digitale Unterstützung: »Um mich zu motivieren und keine Ausreden zu haben, werde ich eine Fitness-App nutzen, die mich an meine Trainingseinheiten erinnert. Diese Erinnerung hilft mir, die 10-Minuten-Einheiten in den Alltag zu integrieren, ohne dass ich mich überfordert fühle.«
- Langsame Steigerung: »Wenn ich mich mit 3 × 10 Minuten sicher fühle, werde ich die Dauer und Intensität des Trainings langsam erhöhen. Zum Beispiel auf 15 oder 20 Minuten pro Einheit, wenn ich mich bereit dazu fühle.«

Gestalten Sie Ihr eigenes WOOP, indem Sie Ihre persönlichen Wünsche, Hindernisse und den entsprechenden Plan formulieren. Denken Sie daran, es realistisch und gut in Ihren Alltag integrierbar zu gestalten. Sobald Sie Ihr WOOP erstellt haben, können Sie es wöchentlich überprüfen und ggf. anpassen.

Diese kleinen Veränderungen können langfristig große Auswirkungen auf Ihre Gesundheit haben. Es geht nicht darum, sofort alles richtig zu machen, sondern darum, nachhaltige Gewohnheiten zu entwickeln, die Ihre Gesundheit langfristig unterstützen. Mit diesen schrittweisen Änderungen unterstützen Sie nicht nur Ihre allgemeine Gesundheit, sondern Sie erreichen auch stabile Blutzuckerwerte, die Sie auf lange Sicht positiv beeinflussen.

Rückblick – Reflexion

Nehmen Sie sich am Ende der zweiten Woche Zeit, um zu reflektieren:

- Welche Veränderungen sind Ihnen leichtgefallen?
- Wo konnten Sie komplexe Kohlenhydrate integrieren und wie haben Sie diese Anpassung wahrgenommen?
- Wie hat sich Ihr »Teller« verändert? Mit welchem Gefühl blicken Sie auf diesen Teller?
- Konnten Sie zusätzlich zu Ihrem Alltag bewusst aktiv werden und wie hat sich das auf Ihr Wohlbefinden ausgewirkt? Haben Sie etwas Neues ausprobiert? Was möchten Sie beibehalten oder vielleicht weiter ausbauen?

Woche 3: Eiweißtrick & Ölwechsel

Mehr Sättigung, weniger Heißhunger: Stärken Sie Ihren Körper mit gezieltem Krafttraining und guten Fetten als Schutzschild gegen Prädiabetes.

Diese Woche steht im Zeichen von Sattmacher-Eiweiß und gesunden Fetten. Erfahren Sie, wie Sie mit kleinen Änderungen an der Zusammensetzung Ihrer Mahlzeiten viel für Ihren Stoffwechsel tun können – ohne Verzicht, aber mit viel Geschmack.

Der Eiweißtrick

Unser Körper besitzt einen natürlichen Hang zur Eiweißaufnahme und signalisiert uns, wenn unser Bedarf gedeckt ist. Im Gegensatz zu Kohlenhydraten und Fetten dient Eiweiß nicht nur als Energielieferant, sondern als essenzieller Baustoff unseres Organismus. Einfach gesagt: Ohne Eiweiß kein gesundes Leben!

Eiweiß ist die Grundlage vieler Körperfunktionen:

- Muskelaufbau und -erhalt: Eiweiß ist der Motor, der sowohl unseren Körper in Bewegung bringt als auch den Stoffwechsel unterstützt.
- Zellen und Gewebe: Eiweiße sind Bausteine für Zellen und Gewebe, darunter Haut und Knochen.
- Enzyme: Sie steuern biochemische Reaktionen im Körper, z. B. die Verdauung.
- Hormonhaushalt und Immunsystem: Eiweiße spielen eine zentrale Rolle für die Hormonregulation und die Abwehrkräfte.

Eiweiß und Prädiabetes

Eiweiß spielt eine entscheidende Rolle bei der Stabilisierung des Blutzuckerspiegels und trägt maßgeblich zum Muskelaufbau und -erhalt bei – ein besonders wichtiger Faktor während einer Gewichtsreduktion. Einer der zentralen Vorteile von Eiweiß ist seine Fähigkeit, den Blutzuckeranstieg nach den Mahlzeiten zu verlangsamen. Dadurch bleiben die Insulinspiegel stabil, Heißhungerattacken werden reduziert, und das Risiko für starke Blutzuckerschwankungen sinkt.

Gleichzeitig unterstützt eine eiweißreiche Ernährung den Erhalt und Aufbau von Muskelmasse. Da Muskeln eine große Kapazität zur Glukoseaufnahme haben, kann dies zur Senkung des Blutzuckerspiegels beitragen. Insbesondere während einer Diät ist eine ausreichende Eiweißzufuhr essenziell, um den Abbau von Muskelmasse zu verhindern.

Ein weiterer Vorteil von Eiweiß liegt in seiner hohen Sättigungskraft. Da es die Magenentleerung verzögert, sorgt es für ein langanhaltendes Sättigungsgefühl und hilft, den Appetit zu regulieren. Dies macht Eiweiß nicht nur zu einem wertvollen Verbündeten bei der Gewichtsreduktion, sondern auch zu einem effektiven Baustein in der Prävention und Behandlung von Prädiabetes.

Wie viel Eiweiß brauchen wir?

Die Deutsche Gesellschaft für Ernährung e. V. (DGE) empfiehlt für Erwachsene unter 65 Jahren eine tägliche Proteinzufuhr von 0,8 g pro kg Körpergewicht. Ab 65 Jahren steigt die Empfehlung auf 1,0 g pro kg Körpergewicht pro Tag.

Wenn Sie beispielsweise 70 kg wiegen, würde das bedeuten:

- bis 64 Jahre: 0,8 × 70 = 56 g Eiweiß pro Tag
- ab 65 Jahren: 1,0 × 70 = 70 g Eiweiß pro Tag

Für Menschen mit Prädiabetes und dem Ziel der Gewichtsreduktion kann eine höhere Eiweißzufuhr vorteilhaft sein. Studien zeigen, dass 1,2 g Protein pro kg Körpergewicht (bei regelmäßigem Krafttraining auch bis zu 1,4 g) die Insulinempfindlichkeit verbessern, den Fettabbau fördern und gleichzeitig den Muskelverlust minimieren kann. Bezogen auf ein Gewicht von 70 kg, würde das bedeuten: 1,2 × 70 = 84 g Eiweiß pro Tag.

Wichtiger Hinweis: Diese Empfehlungen gelten nicht für Personen mit eingeschränkter Nierenfunktion.

Veganer und Eiweißaufnahme

Für Menschen, die sich vegan ernähren, ist es besonders wichtig, eine Kombination von pflanzlichen Eiweißquellen zu nutzen, um den Bedarf an essenziellen Aminosäuren zu decken. Besonders vorteilhaft ist die Kombination von Hülsenfrüchten mit Getreide, um eine vollständige Eiweißversorgung zu gewährleisten. Geeignet sind Linsen mit Reis oder Kichererbsen mit Vollkornnudeln.

Fazit: Protein hilft, den Hunger zu kontrollieren und die Muskeln zu erhalten. Fügen Sie zu jeder Mahlzeit eine Proteinquelle hinzu, um satt zu werden und zu bleiben und den Blutzucker stabil zu halten.

Optimale Eiweißkombinationen:

- Getreide + Hülsenfrüchte: z. B. Quinoa mit Bohnen oder Linsen mit Reis
- Nüsse/Samen + Getreide: z. B. Haferflocken mit Mandeln oder Chia-Samen auf Vollkornbrot
- Milchprodukte + Hülsenfrüchte: z. B. Quark mit Linsensuppe oder Hummus mit Käse
- Eier + Gemüse: z. B. Rührei mit Gemüse oder Omelett mit Vollkornbrot
- Fisch/Meeresfrüchte + Gemüse: z. B. Lachs mit Brokkoli oder Garnelen mit Spinat

Ölwechsel – die Kraft der richtigen Fette nutzen

Nicht alle Fette sind gleich – und genau hier liegt eine entscheidende Stellschraube für die Prävention von Diabetes. Die Wahl der richtigen Öle und Fette kann einen großen Einfluss auf Ihren Stoffwechsel, die Insulinsensitivität und die Entzündungswerte in Ihrem Körper haben.

Gute Fette als Schutzschild

Ungesättigte Fettsäuren, die vor allem in pflanzlichen Ölen wie Raps- oder Olivenöl enthalten sind, spielen eine wichtige Rolle für die Zellgesundheit und den Hormonhaushalt. Besonders hervorzuheben sind Omega-3-Fettsäuren, die in fettem Fisch, Algenöl und Leinöl vorkommen. Sie wirken entzündungshemmend und unterstützen den Körper dabei, chronische Entzündungen zu reduzieren – ein zentraler Faktor bei der Prävention von (Prä-)Diabetes.

Gesunde Fette – starke Verbündete für Herz und Stoffwechsel. Ungesättigte Fette helfen außerdem, die Blutfettwerte zu regulieren: Sie senken das »schlechte« LDL-Cholesterin und erhöhen gleichzeitig das »gute« HDL-Cholesterin. Das fördert die Herzgesundheit und beugt Arteriosklerose vor. Darüber hinaus unterstützen diese Fette die Aufnahme fettlöslicher Vitamine (A, D, E und K), die für starke Knochen, eine gesunde Haut und ein funktionierendes Immunsystem unerlässlich sind.

Gesättigte Fettsäuren und Transfette – verborgene Risikofaktoren. Im Gegensatz dazu steht der übermäßige Konsum gesättigter Fettsäuren und von Transfetten, die vor allem in hochverarbeiteten Produkten wie Chips, Keksen, Fertigbackwaren, Wurstwaren und Fast Food sowie in rotem Fleisch stecken. Diese Fette können die Insulinresistenz fördern und das Risiko für (Prä-)Diabetes erhöhen. Noch kritischer sind Transfette, die in vielen Fertigprodukten und Fast Food vorkommen. Sie tragen nicht nur zu Übergewicht bei, sondern erhöhen auch das Risiko für Herz-Kreislauf-Erkrankungen.

So gelingt der »Ölwechsel« in Ihrer Küche

Ein bewusster Austausch ungesunder Fette gegen gesunde Alternativen kann den Stoffwechsel positiv beeinflussen. Setzen Sie in Ihrer Küche bevorzugt auf hochwertige Fettquellen. Besonders empfehlenswert sind kalt gepresste pflanzliche Öle wie Olivenöl, Rapsöl oder Leinöl, die wertvolle ungesättigte Fettsäuren enthalten. Auch Algenöl ist eine hervorragende Quelle für Omega-3-Fettsäuren und eine gute Ergänzung besonders für Menschen, die keinen Fisch essen.

Neben pflanzlichen Ölen sind fettreiche Fische wie Lachs, Makrele und Hering besonders vorteilhaft, da sie entzündungshemmende Eigenschaften haben und zur Verbesserung der Blutfettwerte beitragen können. Auch Avocados liefern gesunde einfach ungesättigte Fettsäuren, die das Herz-Kreislauf-System unterstützen. Ergänzend dazu sind Nüsse und Samen – insbesondere Walnüsse, Chiasamen und Hanfsamen – eine wertvolle Bereicherung der Ernährung, da sie eine Vielzahl gesunder Fette und wichtiger Nährstoffe liefern.

Fazit: Durch die bewusste Auswahl gesunder Fette lässt sich nicht nur der Blutzuckerspiegel stabilisieren, sondern auch das Risiko für Prädiabetes und Herz-Kreislauf-Erkrankungen senken. Ein kleiner »Ölwechsel« in der Küche kann langfristig große gesundheitliche Vorteile bringen.

Bewegung: Krafttraining

Bevor es losgeht, sollten Sie sich die Fragen aus dem »Was passt zu mir?«-Fragebogen stellen.

- Betreibe ich bereits regelmäßig Krafttraining?
  ☐ Ja ☐ Nein
  Falls ja – könnte ich mich steigern?
  ☐ Ja ☐ Nein
- Ziehe ich es vor, allein Sport zu treiben?
  ☐ Ja ☐ Nein
- Möchte ich draußen oder drinnen Sport treiben?
  ☐ Ja ☐ Nein
- Bin ich der »Fitnessstudio-Typ« oder eher nicht?
  ☐ Ja ☐ Nein
- Welches Krafttraining könnte mir Spaß machen?
  - ☐ Krafttraining mit dem eigenen Körpergewicht zu Hause (z. B. Calisthenics, Hanteln, Theraband)
  - ☐ Krafttraining an Geräten im Fitnessstudio
  - ☐ Yoga oder Pilates (Kombination aus Kraft, Koordination und Beweglichkeit)
  - ☐ Langhanteltraining in der Gruppe
  - ☐ Krafttraining in der Gruppe
  - ☐ Krafttraining mit einem Personaltrainer

Die Liste ist nicht vollständig – sie lässt sich nach Ihren Wünschen und Vorlieben erweitern.

Für alle Kraftsportarten gilt: Führen Sie ein moderates Training durch! Jede Übung sollte korrekt ausgeführt werden. Ziel ist eine leichte Muskelermüdung, nicht totale Erschöpfung. Und Regelmäßigkeit zählt: Zwei bis drei Einheiten pro Woche sind ideal, um Muskeln aufzubauen und den Stoffwechsel zu verbessern.

Fazit: Krafttraining ist ein wertvoller Bestandteil der Diabetesprävention. Es verbessert die Insulinsensitivität, unterstützt den Fettabbau und sorgt für ein starkes Muskelkorsett. Finden Sie die Trainingsform, die Ihnen am meisten Freude bereitet, und integrieren Sie sie in Ihren Alltag!

Wochenaufgabe: Eiweißtrick & Ölwechsel

Teil 1: Blick in das Protokoll

- Welche Proteinquellen nehmen Sie regelmäßig zu sich? Wo könnten Sie noch etwas optimieren?
- Prüfen Sie Ihre Fettquellen: Welche Öle, Aufstriche oder fettreichen Produkte nutzen Sie regelmäßig? Wo können Sie ungesunde Fette durch pflanzliche Alternativen wie Oliven-, Raps- oder Leinöl ersetzen?
- Gab es in dieser Woche zusätzliche Bewegung außerhalb Ihrer Routine, etwa Krafttraining mit dem eigenen Körpergewicht zu Hause oder an Geräten im Fitnessstudio?

Teil 2: Schrittweise Umsetzung

Integrieren Sie hochwertiges Eiweiß: Durch ideale Kombinationen, wie z. B. Haferflocken mit Nüssen und Joghurt oder Eier mit Gemüse in einem leckeren Omelett, wird Ihre Mahlzeit noch nährstoffreicher und liefert wichtige Eiweiße.

Gesunde Fette gezielt einbauen: Nutzen Sie diese Woche bewusst gesunde Fettquellen:

- Salate mit Öl & Essig anrichten.
- Eine Handvoll Nüsse oder Samen als Snack genießen.
- Fettreichen Fisch (Lachs, Makrele oder Hering) oder auch Algenöl in den Speiseplan integrieren.

Tipp: Gestalten Sie mindestens eine Mahlzeit pro Tag so, dass sie sowohl eine hochwertige Eiweißquelle als auch gesunde Fette enthält. Ihr Blutzucker wird es Ihnen danken!

Wochenaufgabe: Krafttraining

Teil 3: Bewusst aktiv werden mit der WOOP-Methode

Wunsch: Eine verbesserte Körperhaltung, mehr Muskelkraft und eine gezielte Prävention gegen Diabetes und Osteoporose. Zudem soll der Muskelaufbau zur Stabilisierung des Gewichts beitragen.

Ergebnis: Die Erhaltung der Gesundheit bis ins hohe Alter sowie ein gesteigertes Wohlbefinden durch mehr körperliche Stärke und Stabilität.

Hindernis: »Ich weiß nicht, womit ich starten soll« oder: »Mir fehlt die Motivation, regelmäßig dranzubleiben.«

Plan: »Nach dem Ausfüllen des ›Was-passt-zu-mir?‹-Kraft-Fragebogens habe ich mich für eine Trainingsmethode entschieden. Ich habe mich in meinem Sportverein für das Langhanteltraining am Dienstagabend angemeldet, da mir diese Sportart schon früher viel Freude bereitet hat.«

Tipp: Falls Sie sich noch unsicher sind, probieren Sie verschiedene Krafttrainingsarten aus und finden Sie heraus, was am besten zu Ihnen passt. Jeder Schritt in Richtung mehr Bewegung zählt!

Rückblick – Reflexion

Nehmen Sie sich am Ende der dritten Woche Zeit, um zu reflektieren:

- Welche Veränderungen sind Ihnen leichtgefallen?
- Wie lange bleiben Sie nach einer (eiweißreichen) Mahlzeit satt? Treten Heißhungerattacken auf?
- Welche ungesunden Fettquellen konnten Sie von Ihrem Speiseplan streichen? Wie hat sich das für Sie angefühlt?
- Haben Sie in dieser Woche Kraftübungen ausprobiert? Welche Auswirkungen hatten diese auf Ihre Körperwahrnehmung? Was möchten Sie beibehalten oder schrittweise steigern – sei es die Häufigkeit, Dauer oder Intensität Ihres Krafttrainings?

Woche 4: Genuss mit Balance

Treffen Sie bewusste Entscheidungen ohne Verbote. Stärken Sie Ihre Beweglichkeit und Koordination für einen prädiabetesfreien Alltag.

Gesund leben heißt nicht verzichten, sondern genießen – mit Achtsamkeit und einem guten Gefühl. In dieser Woche lernen Sie, wie Sie neue Gewohnheiten festigen und langfristig in Ihren Alltag integrieren. Für mehr Leichtigkeit, Freude und Balance.

Bewusste Entscheidungen statt Verbote

In den letzten Kapiteln bzw. in den letzten drei Wochen haben Sie viele wertvolle Informationen gesammelt. Vielleicht fühlen Sie sich von all den neuen Informationen herausgefordert und fragen sich: Bedeutet eine gesunde Ernährung, dass Sie ab sofort auf Süßigkeiten und Fast Food verzichten müssen? Oder dass jede Mahlzeit nur noch unter dem kritischen Blick auf Kohlenhydrate, Fette und Eiweiße stattfinden darf?

Die Antwort lautet: Nein! Eine gesunde Ernährung basiert nicht auf Verboten, sondern auf bewussten Entscheidungen. Es geht darum, gesunde Lebensmittel in den Alltag zu integrieren, ohne sich unnötig einzuschränken. Süßigkeiten und Fast Food müssen nicht komplett vom Speiseplan verschwinden – entscheidend ist das richtige Maß. Kleine, nachhaltige Veränderungen machen langfristig den Unterschied und fördern Ihre Gesundheit, ohne dass Sie auf Genuss verzichten müssen.

Ein gesunder Lebensstil bedeutet nicht Verzicht. Vielmehr stehen Genuss und

Ausgewogenheit im Vordergrund. Essen soll Freude bereiten, nicht zur Belastung werden. Denken Sie einmal zurück: Wann haben Sie das letzte Mal eine Mahlzeit wirklich mit allen Sinnen genossen? Wann haben Sie sich danach rundum wohlgefühlt? Oft essen wir nebenbei, in Eile oder aus Gewohnheit – und vergessen dabei, den Geschmack und die Qualität unserer Lebensmittel bewusst wahrzunehmen. Dabei kann ein achtsamer Umgang mit Essen nicht nur das Wohlbefinden steigern, sondern auch helfen, bessere Entscheidungen zu treffen.

Das Schlüsselwort, um wieder Freude am Essen zu finden, lautet Balance! Probieren Sie neue Rezepte aus und verändern Sie Ihre Geschmacksvorlieben, damit frische und unverarbeitete Lebensmittel im Vordergrund stehen. Nehmen Sie sich Zeit, den Geschmack, die Konsistenz und den Geruch der Lebensmittel bewusst wahrzunehmen. So entdecken Sie die Welt der Kulinarik auf ganz neue Weise.

Die 80-20-Regel

Um die richtige Balance zu finden, bietet sich die 80-20-Regel an. Sie besagt: 80% der Ernährung bestehen aus Lebensmitteln, die blutzuckerfreundlich sind und den Körper mit wichtigen Nährstoffen versorgen. Dazu zählen Vollkornprodukte statt Weißmehl, ballaststoffreiches Obst und Gemüse, gesunde Fette wie Olivenöl und Nüsse sowie hochwertige Eiweißquellen wie Hülsenfrüchte, Fisch oder Quark. Diese Lebensmittel helfen, den Blutzuckerspiegel zu stabilisieren, die Insulinempfindlichkeit zu verbessern und Heißhungerattacken zu vermeiden.

Die verbleibenden 20% ermöglichen bewussten Genuss – sei es ein Stück Kuchen, eine Handvoll Chips oder ein Glas Wein. Wichtig ist, diese Ausnahmen bewusst zu genießen, anstatt sie »nebenbei« zu konsumieren. Genussmomente sollten eine Quelle der Freude sein, keine Quelle von Schuldgefühlen. So kann das Risiko für Heißhungerattacken reduziert werden.

Die Stärke der 80-20-Regel liegt in ihrer Alltagstauglichkeit. Strenge Diäten führen oft zu Frustration, während dieses Konzept Flexibilität und Balance ermöglicht. Es reduziert Stress und schafft eine entspanntere Beziehung zur Ernährung – ein wichtiger Aspekt, da Stress ein bedeutender Risikofaktor für (Prä-)Diabetes ist.

Doch auch bei den 20% zählt die Qualität: Ein Stück selbstgebackener Kuchen ist die bessere Wahl als industriell hergestellte Süßigkeiten mit Transfetten. Und ein Glas hochwertiger Rotwein schlägt einen Cocktail voller Zuckerzusätze. Genuss bedeutet nicht, bei der Qualität Kompromisse einzugehen – hochwertige Lebensmittel tragen auch hier zu einem besseren Wohlbefinden bei.

Mit diesen praktischen Tipps funktioniert die 80-20-Regel im Alltag:

- Planen Sie gesunde Mahlzeiten im Voraus, um die 80 % leichter umzusetzen.
- Halten Sie nährstoffreiche Snacks wie Nüsse bereit, um Heißhunger vorzubeugen.
- Und genießen Sie Ihre 20 % bewusst – z. B. mit einem besonderen Dessert am Wochenende.

Bewegung: Beweglichkeits- und Koordinationstraining

Zum Abschluss des Programms geht es um zwei essenzielle Aspekte der körperlichen Fitness: Beweglichkeit und Koordination. Diese Fähigkeiten helfen nicht nur dabei, sich geschmeidiger und leistungsfähiger zu fühlen, sondern beugen auch Verletzungen vor und tragen zur langfristigen Gesundheit bei.

Beweglichkeit verbessern: Regelmäßiges Dehnen hält die Muskeln flexibel, beugt Verspannungen vor und kann Rückenschmerzen reduzieren. Besonders wohltuend sind Übungen aus dem Yoga oder Pilates. Nehmen Sie sich täglich ein paar Minuten Zeit für einfache Dehnübungen – z. B. morgens nach dem Aufstehen oder abends vor dem Schlafengehen.

Koordination trainieren: Eine gute Koordination ist nicht nur im Sport wichtig, sondern auch im Alltag – sei es beim Treppensteigen, beim Tragen von Einkäufen oder sogar beim Gehen auf unebenem Boden. Einfache Balanceübungen helfen, die Koordination zu verbessern und die Tiefenmuskulatur zu aktivieren.

Ein paar Übungen

Einbeinstand:

- Stellen Sie sich aufrecht hin.
- Heben Sie ein Bein im 90-Grad-Winkel an.
- Halten Sie die Position 20 Sekunden, dann wechseln Sie das Standbein.

Gegenläufiges Armkreisen:

- Kreisen Sie einen Arm nach vorne und den anderen gleichzeitig nach hinten.
- Diese Übung schult nicht nur die Koordination, sondern auch die Konzentration.

Ballwerfen beim Gehen:

- Werfen Sie einen kleinen Ball während des Gehens in die Luft und fangen Sie ihn wieder auf.
- Diese Übung lässt sich wunderbar während eines Spaziergangs machen – auch zu zweit!

Ein paar Minuten täglich reichen aus, um Beweglichkeit und Koordination zu verbessern. Das Beste daran? Diese Übungen lassen sich spielerisch in den Alltag einbauen und sorgen für mehr Freude an der Bewegung!

Wochenaufgabe: Genuss mit Balance

Diese Woche steht ganz im Zeichen der bewussten Entscheidung – ohne Verbote, aber mit Klarheit darüber, was Ihnen guttut.

Teil 1: Blick in das Protokoll

Schauen Sie noch einmal in Ihr Ernährungs- und Bewegungsprotokoll.

- Wo haben Sie bereits bewusste Ess-Entscheidungen getroffen? Ergänzen Sie Ihr Protokoll: Welche Mahlzeiten oder Snacks könnten Sie beim nächsten Mal anders gestalten? Notieren Sie konkrete Ideen!
- Haben Sie Ihre Koordination oder Beweglichkeit trainiert, z. B. beim Yoga, Tanzen oder durch lockeres Dehnen?

Teil 2: Schrittweise Umsetzung

Bewusst entscheiden mit der 80-20-Regel: Challenge: Diese Woche wird gespielt! Ihre Aufgabe: Wenden Sie die 80-20-Regel gezielt an.

- Versuchen Sie, jeden Tag mindestens 80 % Ihrer Mahlzeiten mit blutzuckerfreundlichen, nährstoffreichen Lebensmitteln zu gestalten.
- Genuss bewusst wahrnehmen: Die verbleibenden 20 % sind für bewussten Genuss reserviert. Wählen Sie einen 20 %-Moment und nehmen Sie sich Zeit – ohne Ablenkung, mit allen Sinnen. Wie fühlt es sich an?
- Neinsagen üben: Es gibt Gelegenheiten, in denen Sie automatisch zu Snacks oder Süßigkeiten greifen. Entscheiden Sie bewusst: Brauche ich das gerade wirklich?
- Punkte sammeln:
  - Jede bewusste Entscheidung für eine blutzuckerfreundliche und nährstoffreiche Mahlzeit: + 2 Punkte
  - Ein bewusst genossener 20 %-Moment: + 1 Punkt
  - Ein Nein zu unüberlegtem Snacken: + 3 Punkte
  - Unbewusst nebenbei gegessen? – 2 Punkte

Ziel: 50 Punkte bis zum Ende der Woche!

Wochenaufgabe: mobil und koordiniert

Teil 3: Bewusst aktiv werden mit der WOOP-Methode

Wunsch: mehr Beweglichkeit und weniger Verspannungen.

Ergebnis: ein gesteigertes Wohlbefinden sowie eine bessere Sturzprävention.

Hindernis: fehlende Motivation: »Womit soll ich nur starten?«

Plan: Täglich mindestens zwei einfache Übungen einbauen, die später zur Routine werden:

- Morgens nach dem Aufstehen Dehnübungen durchführen.
- Beim Zähneputzen eine Balanceübung einbauen – z. B. auf einem Balancekissen stehen und die Füße auf und ab rollen oder auf einem Bein balancieren.
- Jeden Sonntagvormittag einen 30-minütigen Yoga-Online-Kurs zu Hause absolvieren.

Tipp: Kleine, regelmäßige Bewegungen sind der Schlüssel zu langfristiger Flexibilität und einem besseren Körpergefühl. Bleiben Sie dran – Ihr Körper wird es Ihnen danken!

Rückblick – Reflexion

Nehmen Sie sich am Ende der Woche einen Moment Zeit zur Reflexion:

- Welche bewussten Entscheidungen haben sich gut angefühlt? Wo war es herausfordernd? Haben Sie die 80 % erreicht? Konnten Sie bewusst genießen? Wie haben Sie sich dabei gefühlt?
- Konnten Sie durch gezielte Übungen im Alltag Ihre Beweglichkeit fördern und vielleicht sogar Verspannungen lösen?

Viel Spaß beim bewussten Genießen und Entscheiden! Die 80-20-Regel ist keine starre Regel, sondern ein flexibler Leitfaden für einen ausgewogenen Lebensstil, bei dem Sie Ihre eigene Balance finden und gesunde Ernährung mit Genuss verbinden – gut für Körper und Geist.

Der Weg zu einem neuen Lebensstil ist ein Prozess, der Zeit und Geduld erfordert.

Punkte sammeln – Ziel: 50 Punkte bis zum Ende jeder Woche!

Tag	Blutzuckerfreundliche und nährstoffreiche Mahlzeiten (+ 2 Punkte je Kästchen)	Bewusst genossener 20-%-Moment (+ 1 Punkt)	Nein zu unüberlegtem Snacken (+ 3 Punkte je Kästchen)	Nebenbei gegessen (– 2 Punkte)	Tagespunkte
Montag					
Dienstag					
Mittwoch					
Donnerstag					
Freitag					
Samstag					
Sonntag					
				Gesamtzahl Ende der Woche:	
Montag					
Dienstag					
Mittwoch					
Donnerstag					
Freitag					
Samstag					
Sonntag					
				Gesamtzahl Ende der Woche:	
Montag					
Dienstag					
Mittwoch					
Donnerstag					
Freitag					
Samstag					
Sonntag					
				Gesamtzahl Ende der Woche:	

Tragen Sie täglich Ihre Entscheidungen ein und addieren Sie am Abend Ihre Tagespunktzahl.
Ziel: 50 Punkte pro Woche – jede bewusste Entscheidung zählt!

+ 2	Bewusst ausgewählte, blutzuckerfreundliche und nähstoffreiche Mahlzeiten (z. B. Hüttenkäse-Wrap mit Gemüse, Bolognese mit viel Gemüse und Vollkornnudeln)
+ 1	Bewusst genossener 20-%-Moment (z. B. eine Kugel Eis, ein Stück Apfelkuchen oder ein Glas Wein)
+ 3	Ein Nein zu unüberlegtem Snacken (z. B. beim Tanken den Schokoriegel liegen gelassen)
– 2	Gedankenlos gegessen (z. B. eine Tüte Chips beim Fernsehen oder aus Langeweile)

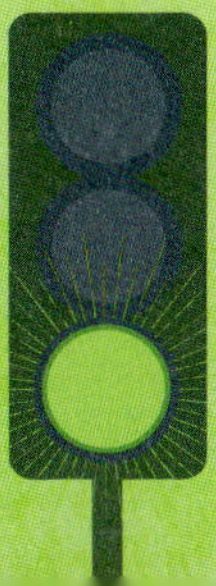

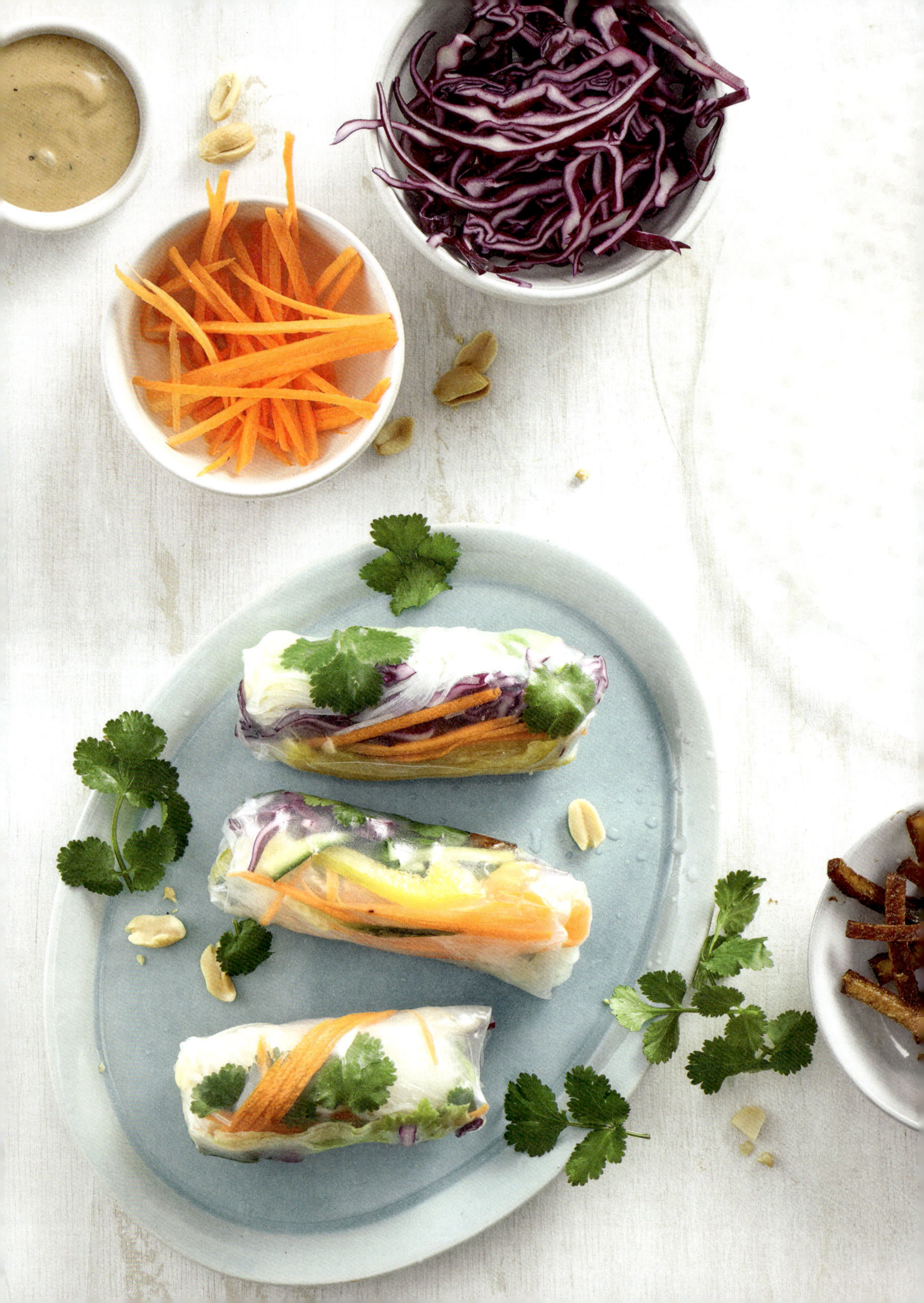

Rezepte

Ob Frühstück, Mittag- oder Abendessen, Snacks für unterwegs oder Genussmomente mit Gästen – lassen Sie sich von unseren vielseitigen Rezeptideen inspirieren.

« Rezept für Sommerrollen (Seite 131)

Willkommen im Rezeptteil!

Zu jedem Rezept finden Sie Angaben zu den wichtigsten Nährwerten – abgekürzt wie folgt:

- **kcal** = Kilokalorien
- **KH** = Kohlenhydrate (inkl. Zuckergehalt)
- **Ba** = Ballaststoffe
- **E** = Eiweiß
- **F** = Fett

Uns ist wichtig: Essen soll Freude machen – und nicht in Kalorienzählen ausarten. Deshalb verstehen wir die Nährwerte als Orientierungshilfe. Sie haben nun das nötige Wissen, um im Alltag gesunde und bewusste Entscheidungen zu treffen – und dabei Ihre persönlichen Stoffwechselziele im Blick zu behalten. Wenn Sie Ihr Gewicht reduzieren möchten, sind Einsparungen von 500–1000 kcal/Tag geeignet – ein Defizit, das für eine gesunde und nachhaltige Abnahme empfohlen wird.

Zur Orientierung: Eine gesunde Frau mit moderater Aktivität (2–3 × Sport/Woche) benötigt ca. 2000–2200 kcal/Tag. Bei der Auswahl unserer Rezepte haben wir die Empfehlungen zur Prävention des Typ-2-Diabetes berücksichtigt: weniger Kalorien, weniger gesättigte Fette und weniger zugefügter Zucker – dafür aber mehr Ballaststoffe und pflanzliches Eiweiß. Genauso wichtig war uns, dass die Rezepte genussvoll, alltagstauglich und unkompliziert zuzubereiten sind.

Zur besseren Einordnung: Hinweise zu Eiweiß, Ballaststoffen und freie Zucker

- **Eiweiß**: 0,8–1,0 g/kg Körpergewicht. Ab 60 Jahren wird ≥ 1 g pro kg empfohlen. Eiweiß ist für Sättigung und Muskelerhalt besonders wichtig. Bei gesunder Nierenfunktion kann auch eine höhere Eiweißzufuhr (bis ca. 1,5 g/kg) sinnvoll sein.
- **Ballaststoffe**: mindestens 30 g/Tag (ca.15 g pro 1000 kcal).
- **Freie Zucker**: zugesetzter Zucker (z. B. Haushaltszucker, Sirup, Honig) sowie Zucker in Fruchtsäften; nicht der natürlich enthaltene Zucker in Obst, Gemüse oder Milch. Ideal ≤ 25 g pro Tag (= 5 % der Energie), maximal 50 g pro Tag (= 10 %).

Essen soll nicht stressen, sondern stärken – lassen Sie sich von den Rezepten inspirieren und genießen Sie bewusst.

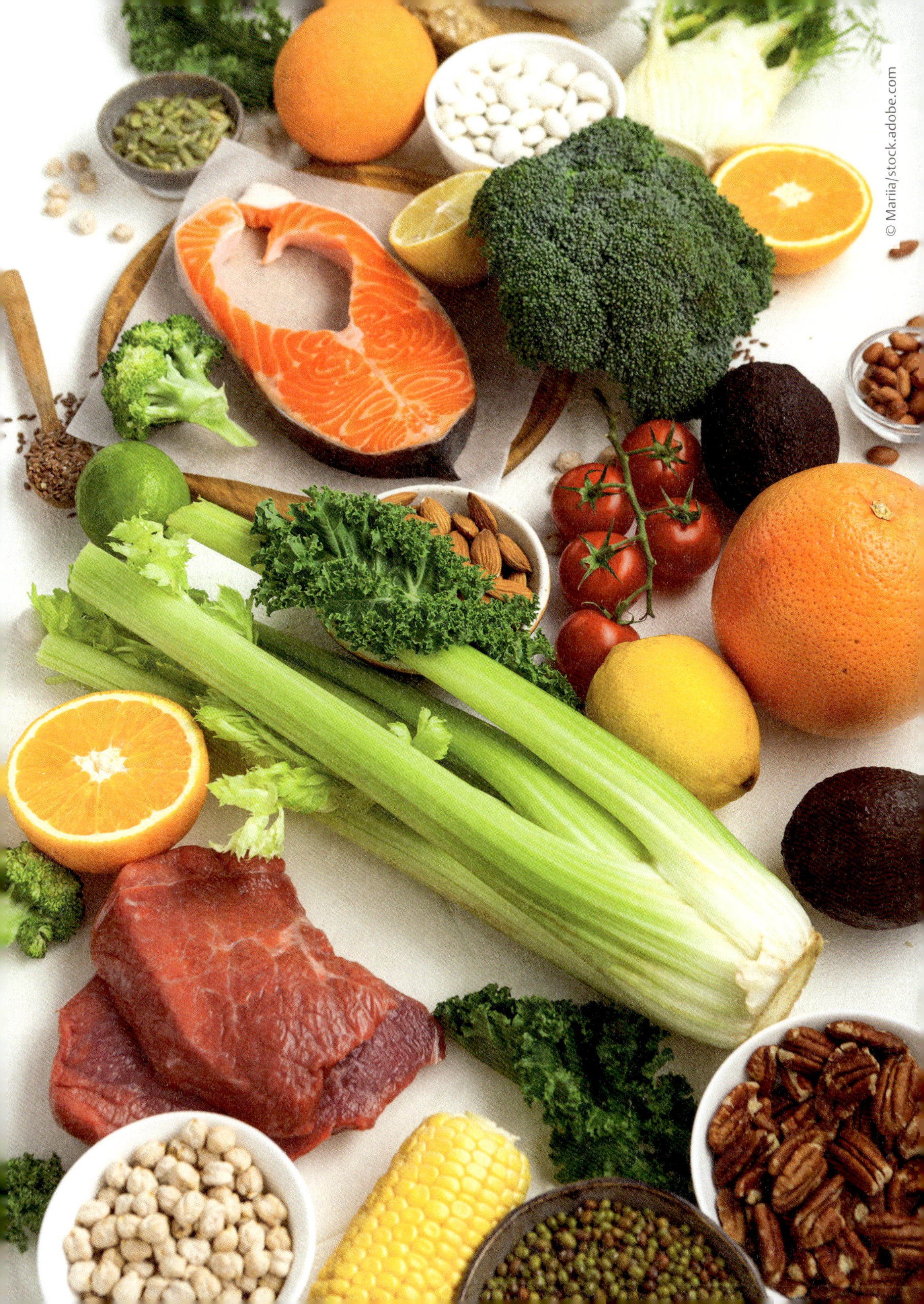

Frühstück – ein gesunder Start in den Tag

Ob süß oder herzhaft – hier finden Sie leckere Rezepte, die reich an Ballaststoffen, Proteinen und gesunden Fetten sind und Ihren Blutzucker stabil halten. Ideal für Meal-Prep und zum Mitnehmen. Von Müsli und Porridge bis zu Eierspeisen und selbstgemachter Marmelade – alles für einen gesunden, energiereichen Start in den Tag!

Beeren-Chia-Marmelade

›› Beerenstark! Beeren sind wahre Nährstoffbomben. Auf Vorrat herstellen!

Für 8 Portionen
ca. 15 Min.

160 g Beeren nach Wahl (TK oder frisch) • 2 EL Chiasamen • 1 TL Zitronensaft • 1 TL Honig oder Agavendicksaft

- Frischen Beeren oder Tiefkühlfrüchte in einen Topf geben und kurz aufkochen. Nach Belieben mit einem Löffel zerdrücken oder mit einem Mixer bis zur gewünschten Konsistenz pürieren.

- Etwas abkühlen lassen. Anschließend Chiasamen und Zitronensaft einrühren. Abschmecken und bei Bedarf 1 TL Honig oder Agavendicksaft einrühren.

- Vom Herd nehmen und 5 Min. abkühlen lassen. Noch einmal umrühren und in ein Glas abfüllen und verschließen.

Nährwerte pro Portion
kcal 30 • KH 4 g (davon Zucker: 2 g) • Ba 2 g • E 1 g • F 1 g

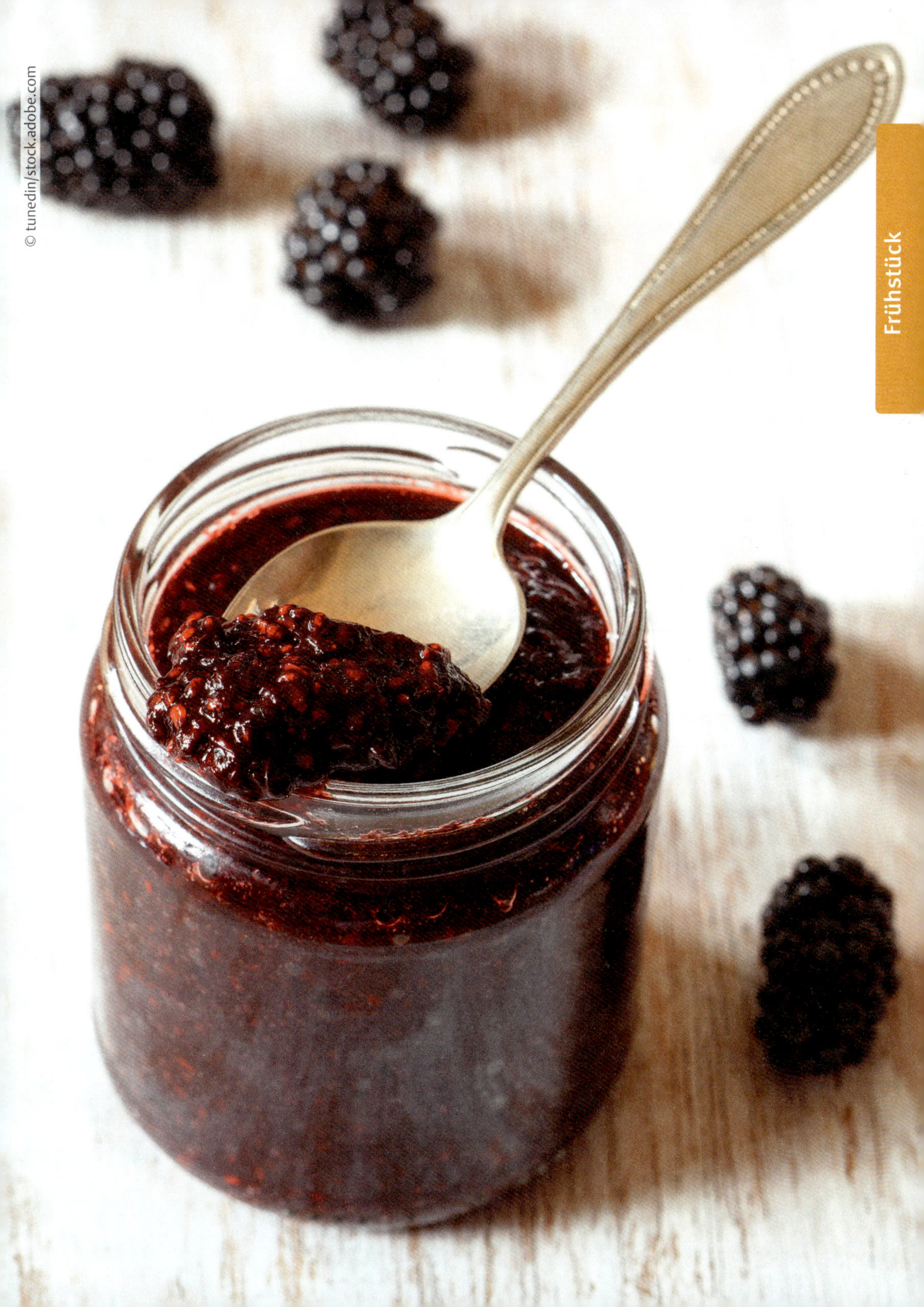

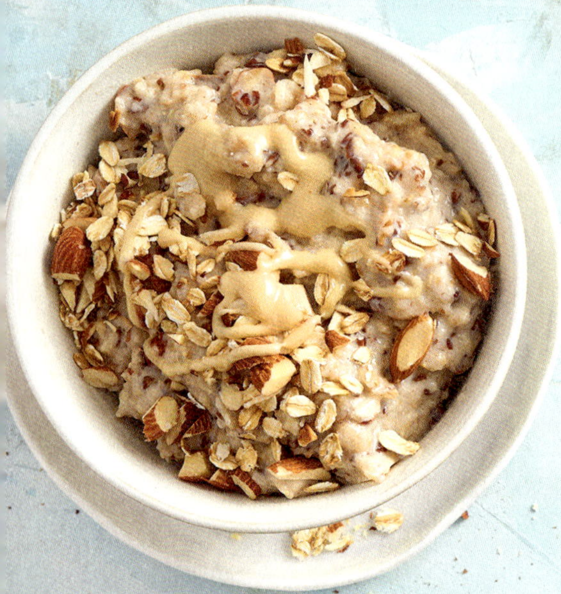

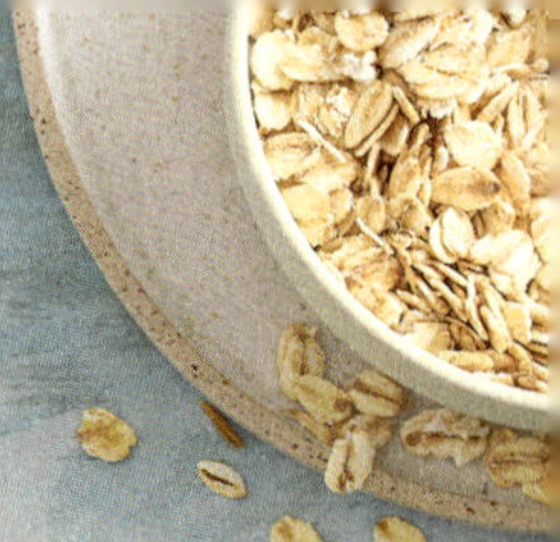

- **Geröstetes Porridge**
  - Haferflocken mit 20 g gehackten Mandeln in einer Pfanne ohne Öl anrösten, bis sie duften. Durch das Rösten erhält das Porridge ein intensiveres Aroma.
  - Mit ungesüßtem Pflanzendrink übergießen, 5 Min. quellen lassen.
  - Mit Zimt, Vanille, Leinsamen und Mandelmus verfeinern.

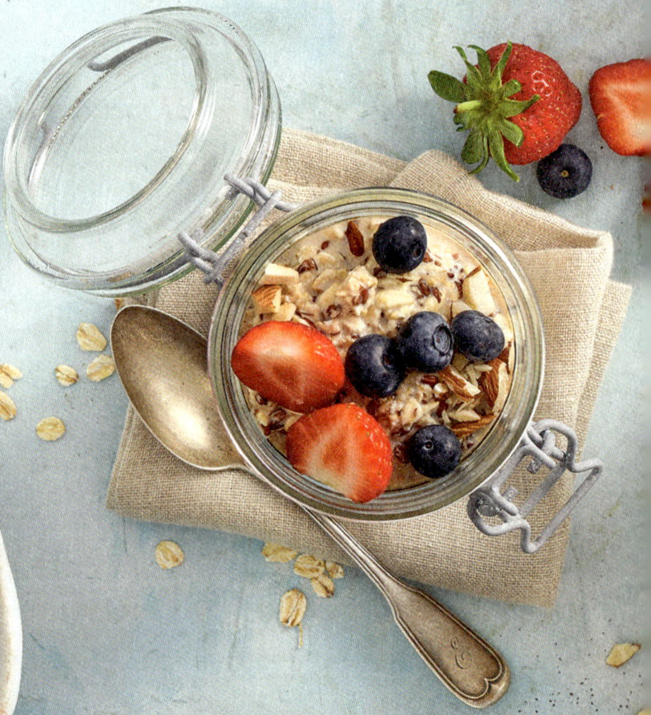

- **Winter-Porridge mit Orange und Granatapfel**
  - Statt Beeren verwenden Sie 1 Orange (filetiert) und 2 EL Granatapfelkerne als Topping.

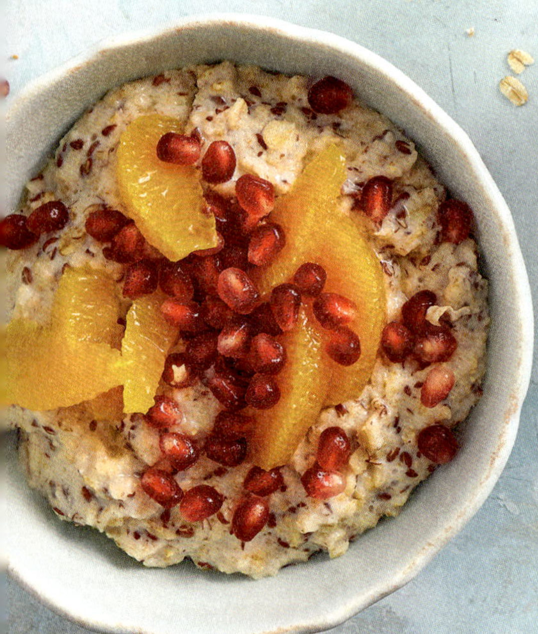

- **Schoko-Nuss-Porridge**
  - 2 TL ungesüßtes Kakaopulver unterrühren.
  - Statt Mandelmus 2 TL gehackte Haselnüsse verwenden.

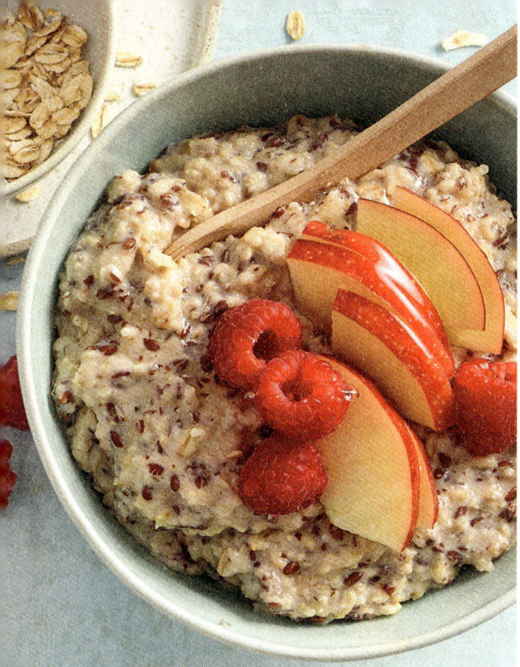

- **Kaltes Overnight-Porridge**
  - Haferflocken, Leinsamen, Pflanzendrink und Gewürze über Nacht im Kühlschrank einweichen.
  - Am nächsten Morgen Beeren und Mandeln zugeben.

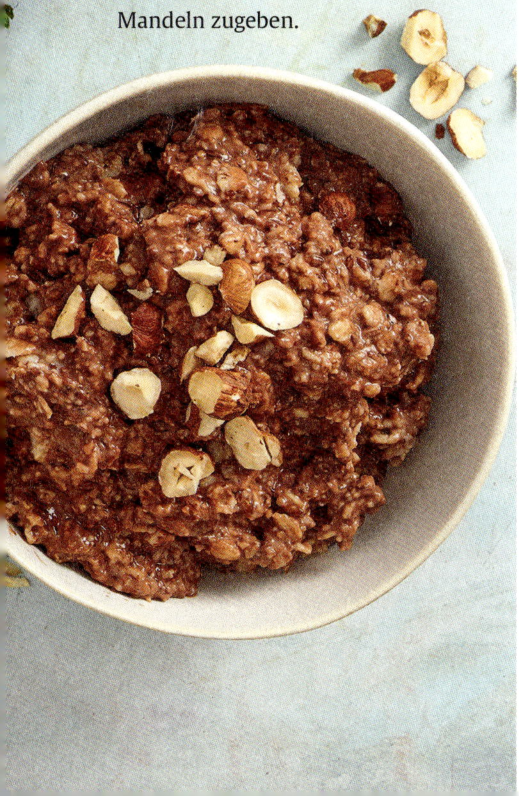

Kickstart-Porridge

» Blutzuckerfreundlich & sättigend.

Für 2 Portionen

ca. 10–15 Min.

60 g Haferflocken, kernig • 20 g Haferkleie • 400 ml Milch (1,5 %) oder ungesüßter Pflanzendrink (z. B. Mandeldrink, Haferdrink ohne Zucker) • 2 EL Leinsamen, geschrotet • Prise Salz (verstärkt die natürliche Süße) • ½–1 TL Ceylon-Zimt • etwas Vanille aus der Mühle • 1 säuerlicher Apfel (ca. 150 g, z. B. Elstar) • 100 g Beeren (z. B. Heidelbeeren, Himbeeren, Erdbeeren, frisch oder TK) • 2 TL Mandelmus • für mehr Omega-3-Fettsäuren: 1 TL Algenöl

- Haferflocken und Haferkleie mit Milch oder Pflanzendrink in einem Topf aufkochen.
- Leinsamen, Salz, Zimt und Vanille hinzufügen, unter Rühren 5 Min. köcheln lassen.
- Apfel reiben und dazugeben.
- Mit Beeren, Zimt, gemahlener Vanille verfeinern und über das Porridge geben.

Warum ist dieses Porridge ideal bei Prädiabetes?

Beta-Glucane aus Hafer und Haferkleie verlangsamen den Blutzuckeranstieg.

Nährwerte pro Portion

kcal 440 • KH 48 g (davon Zucker: 4 g) • Ba 9 g • E 17 g • F 17 g

Granola mit Erdnussmus

» Geröstetes Müsli selbstgemacht! Auf Vorrat herstellen – Meal-Prep-geeignet!

Für 8 Portionen
ca. 10 Min. + Backzeit: ca. 25 Min.

2 EL Kokosöl • 4 EL Erdnussmus (ohne Palmöl) • 300 g kernige Haferflocken • 50 g Mandeln • 25 g Cashewkerne • 25 g Kürbiskerne • 25 g Sonnenblumenkerne • 25 g Sesam • 25 g gepuffter Amaranth • 25 g geschrotete Leinsamen • 1 TL Ceylon-Zimt • 1/4 TL Salz

- Backofen auf 180 °C Ober-/Unterhitze vorheizen.

- Kokosöl in einem Topf bei geringer Hitze schmelzen lassen. Erdnussmus dazugeben und glatt rühren.

- Trockene Zutaten in einer Schüssel mischen. Zu den feuchten Zutaten hinzugeben und gut durchmischen.

- Granola auf dem Backblech verteilen und backen. Nach 15 Min. vorsichtig mischen und weitere 10 Min. im Ofen rösten.

- Granola aus dem Ofen nehmen und abkühlen lassen. In luftdichte Gläser füllen – so hält es ca. 4 Wochen.

Nährwerte pro Portion
kcal 350 • KH 28 g (davon Zucker: 6 g) • Ba 7 g • E 12 g • F 21 g

Cashew-Sesam-Crunchy

» Knuspriger Genuss, der Glückhormone weckt! Auf Vorrat herstellen – Meal-Prep-geeignet!

Für 20 Portionen
ca. 20 Min.

300 g Cashewkerne • 50 g Butter • 200 g Sesam • 5 EL flüssiger Honig • 150 g kernige Haferflocken

- Cashewkerne grob hacken.

- Butter in einer beschichteten Pfanne zerlassen. Cashewkerne und Sesam darin goldbraun anrösten. Honig darüberträufeln und alles erhitzen.

- Haferflocken unter die Nuss-Honig-Mischung rühren.

- Mischung auf ein Backblech geben und abkühlen lassen. Crunch trocken und kühl in einer Dose oder in einem Schraubglas aufbewahren.

Tipp Das Crunch passt perfekt zu Joghurt, Skyr oder Quark. Kombinieren Sie es mit frischen oder tiefgekühlten Beeren oder saisonalem Obst für ein ausgewogenes Geschmackserlebnis.

Nährwerte pro Portion
kcal 215 • KH 11 g (davon Zucker: 4 g) • Ba 2 g • E 6 g • F 16 g

Bananen-Pancakes

» Fluffig, nahrhaft, einfach lecker.

Für 2 Portionen

ca. 25 Min.

- 2 Bananen
- 110 g Haferflocken
- 15 g Leinsamen
- 1 ⅓ TL Backpulver
- 2 Eier
- 75 g Vollmilch
- ½ EL Rapsöl
- Puderzucker
- 50 g Beeren

● Bananen, Haferflocken, Leinsamen, Backpulver, Milch und Eier in eine Schüssel geben. Alles mit einem Pürierstab zu einem möglichst glatten Teig verarbeiten.

● In einer Pfanne Rapsöl erhitzen. Mit einem Löffel kleine Teighäufchen in die Pfanne geben. Die Pfannkuchen bei mittlerer Hitze auf beiden Seiten goldbraun ausbacken.

● Auf einem Teller mit wenig Puderzucker bestreuen und mit den Beeren anrichten.

Tipp Das Rezept ist ideal, um überreife Bananen zu verwerten. Die Pancakes lassen sich vielseitig toppen – z. B. mit China-Beeren-Marmelade, Mandelmus oder gehackten Nüssen.

Nährwerte pro Portion

460 kcal • 66 g KH (davon Zucker: 23 g) • Ba 10 g • E 15 g • F 15 g

Saaten-Energie-Brot

» Energie pur!

Für 1 Kastenform (ca. 15 Scheiben)

ca. 15 Min. + Ruhezeit: ca. 15 Min. + Backzeit: ca. 50–60 Min.

- 80 g Walnusskerne
- 120 g Sonnenblumenkerne
- 50 g Kürbiskerne
- 145 g Haferflocken, Feinblatt
- 100 g Leinsamen, geschrotet
- 4 EL Flohsamenschalen
- 1 EL Brotgewürz
- 1 TL Salz
- 3 EL Kokosöl
- 350 ml lauwarmes Wasser
- Backpapier oder Fett für die Form

- Backofen auf 200 °C Ober-/Unterhitze (160 °C Umluft) vorheizen. Die Kastenform mit Backpapier auslegen oder einfetten.

- Walnusskerne grob hacken und mit allen trockenen Zutaten sowie dem Brotgewürz und Salz in einer Rührschüssel vermengen.

- Kokosöl erwärmen (bis es flüssig ist) und mit den anderen Zutaten mischen. 350 ml lauwarmes Wasser dazugeben. Alles mit einem Kochlöffel vermengen und in die Kastenform heben. Teig ca. 15 Min. ruhen lassen.

- Brot im Backofen ca. 30 Min. backen. Herausnehmen, aus der Form lösen und im Ofen nochmals ca. 20–30 Min. backen. Aus dem Ofen nehmen und auf einem Kuchengitter auskühlen lassen.

Meal-Prep-Tipp Gleich die doppelte Menge backen und das Brot in Scheiben einfrieren – so haben Sie immer frisches Brot parat.

Nährwerte pro Portion

kcal 215 • KH 10 g (davon Zucker: 1,5 g) • Ba 1,5 g • E 7 g • F 10 g

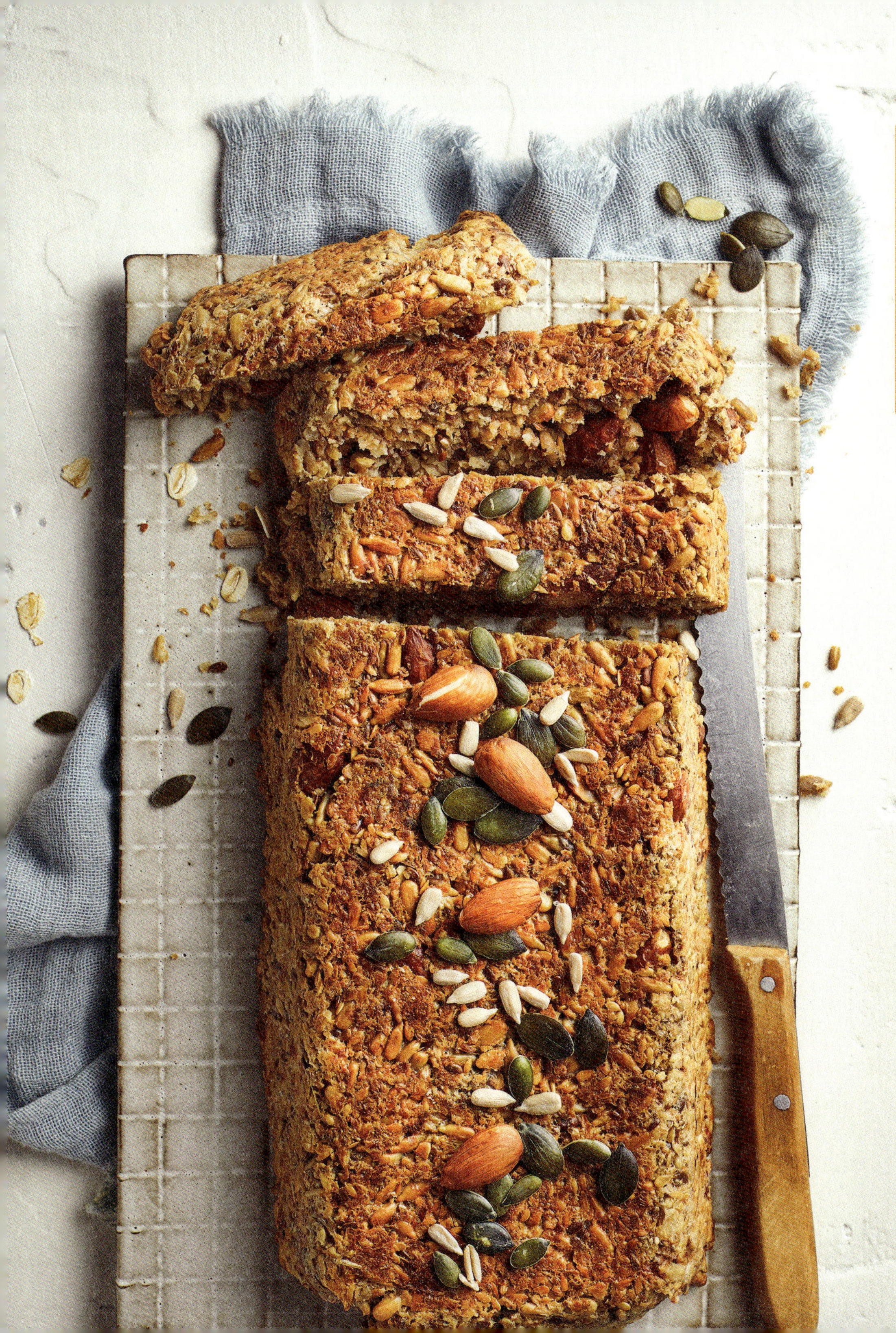

Eiweißbrot

» Saftig, luftig und noch dazu richtig gesund.

Für 1 Kastenform (ca. 15 Scheiben)
ca. 15 Min. + Backzeit: 55–60 Min.

- 100 g gemahlene Mandeln
- 2 EL Dinkelvollkornmehl
- 1 TL Salz
- 100 g Leinsamen, geschrotet
- 2 EL Chiasamen
- 2 EL Sonnenblumenkerne
- 2 EL Kürbiskerne
- 1 Handvoll Wahlnüsse
- 1 Pck. Backpulver
- 6 Eiweiß
- 250 g Magerquark
- einige Sonnenblumenkerne, Kürbiskerne und Chiasamen zum Bestreuen

- Backofen auf 180 °C Ober-/Unterhitze (160 °C Umluft) vorheizen.
- Die trockenen Zutaten in einer Schüssel gut vermischen.
- Eiweiß steif schlagen. Magerquark hinzufügen und mit den restlichen Zutaten vermischen. Alles gut verkneten.
- Backform (25 × 11 cm) mit kaltem Wasser ausspülen (nicht abtrocknen). Teig hineingeben, mit Sonnenblumenkernen, Kürbiskernen und Chiasamen bestreuen.
- Das Brot ca. 45 Min. backen. 10–15 Min. in der Form abkühlen lassen, dann erst vorsichtig herausnehmen.

Tipp Eiweißbrot am besten im Kühlschrank aufbewahren, da es schneller verdirbt als herkömmliches Brot. Alternativ in Scheiben schneiden und einfrieren. Sie können das Brot auch mit ganzen Eiern backen, dann aber die anderen Zutaten etwas erhöhen. Das Brot wird dann etwas fester!

Nährwerte pro Portion
kcal 150 • KH 4 g (davon Zucker: 1,5 g) • Ba 2,8 g • E 9 g • F 10 g

Quark-Walnuss-Brötchen

» Für das Sonntagfrühstück! Auf Vorrat herstellen und einfrieren!

Für 12 Stück

ca. 25 Min. + Backzeit: ca. 25 Min.

- 150 g Walnüsse
- 150 g Kürbiskerne
- 500 g Magerquark
- 2 mittelgroße Eier
- 1 TL Salz
- 1 TL Honig
- 500 g Dinkelvollkornmehl
- 1 Pck. Backpulver
- evtl. Mehl zum Arbeiten

● Backofen auf 180 °C Ober-/Unterhitze (160 °C Umluft) vorheizen. Backblech mit Backpapier auslegen.

● Walnüsse grob hacken und mit den Kürbiskernen in einer Pfanne ohne Fett bei mittlerer Hitze ca. 8 Min. anrösten. Herausnehmen und abkühlen lassen.

● Quark, Eier, Salz und Honig in einer Schüssel vermengen und durchkneten. Anschließend Mehl, Backpulver und ¾ der Nussmischung untermengen.

● Teig auf einer bemehlten Arbeitsfläche nochmal mit den Händen verkneten. Aus dem Teig ca. 12 Brötchen formen und nebeneinander auf das Blech setzen. Mit der restlichen Nussmischung bestreuen und im Ofen ca. 25 Min. backen.

● Brötchen nach der Backzeit auf einem Kuchengitter auskühlen lassen.

Tipp Diese Brötchen enthalten nicht nur komplexe Kohlenhydrate, sondern durch den Quark auch ganz viel Eiweiß.

Nährwerte pro Portion

kcal 340 • KH 32 g (davon Zucker: 3 g) • Ba 1 g • E 17 g • F 16 g

Birchermüsli »Overnight balance«

» Langschläfer-Frühstück!

Für 2 Portionen
ca. 10 Min.

80 g kernige Haferflocken • 20 g Leinsamen, geschrotet • 200 ml ungesüßter Mandeldrink (oder Naturjoghurt/Kefir) • 1 Apfel • 1 TL Ceylon-Zimt • 1 Prise Salz • 20 g Mandeln oder Walnüsse, gehackt • 2 EL Granatapfelkerne (Alternativ: ½ Orange, geschält und in kleine Stücke geschnitten, oder 2 TL fruchtige Beeren-Chia-Marmelade)

- Haferflocken, Leinsamen, Chiasamen und Milch oder Joghurt in eine Schüssel geben und gut vermengen.

- Apfel reiben, Zimt, Salz und Nüsse unterheben. Alles vermengen und über Nacht im Kühlschrank ziehen lassen.

- Am nächsten Morgen mit Granatapfelkernen, Orange oder Beeren-Chia-Marmelade (Rezept Seite 98) servieren.

Varianten

- **Für mehr Protein:** 2 EL Skyr oder griechischen Joghurt hinzufügen.
- **Für mehr Omega-3-Fettsäuren:** 1 TL geschälte Hanfsamen oder 1 TL Algenöl ergänzen.

Nährwerte pro Portion
kcal 320 • KH 35 g (davon Zucker: 6 g) • Ba 10 g • E 12 g • F 12 g

Hausgemachtes Nussmus

» Auf Vorrat herstellen!

Zutaten für 1 kleines Glas
ca. 15 Min

200 g Mandeln oder Cashews • 1 Prise Salz

- Nüsse auf einem Backblech verteilen und bei 160 °C Ober-/Unterhitze ca. 10 Min. rösten.

- Abkühlen lassen, dann in einem leistungsstarken Mixer pürieren. Das kann einige Minuten dauern – immer wieder pausieren und mit einem Löffel die Masse vom Mixer lösen, bis sie cremig ist.

- In ein sauberes Glas füllen.

Tipp Das Mus ist im Kühlschrank mehrere Wochen haltbar.

Nährwerte pro Portion Mandelmus
kcal 195 • KH 7 g (davon Zucker: 1,5 g) • Ba 3,9 g • E 7 g • F 17 g

Nährwerte pro Portion Cashewmus:
kcal 200 • KH 7 g (davon Zucker: 2 g) • Ba 1 g • E 7 g • F 16 g

Shakshuka

» Wochenendglück und Resteverwertung in einem!

Für 2 Portionen
ca. 30–45 Min.

- 1 rote Paprika
- 2 frische Tomaten
- 1 Zwiebel
- 1 Knoblauchzehe
- 2 EL Olivenöl
- 1 TL Paprikapulver (edelsüß)
- ½ TL Pfeffer
- ½ TL Chili (nach Geschmack)
- ½ TL Kreuzkümmel
- 1 Dose gehackte Tomaten (ca. 400 g)
- 4 Eier
- 50 g Schafskäse
- frische Petersilie zum Garnieren

● Paprika und frische Tomaten würfeln, Zwiebel fein hacken und Knoblauch pressen.

● Olivenöl in einer Pfanne erhitzen und Zwiebel sowie Knoblauch darin anbraten, bis sie glasig sind. Paprika und Tomaten zugeben und mit Paprikapulver, Pfeffer, (Chili) und Kreuzkümmel würzen. Alles gut anbraten.

● Mit den Tomaten aus der Dose die angebratenen Zutaten ablöschen. Mit Deckel bei geringer Hitze 10–15 Min. köcheln lassen, bis die Sauce eingedickt ist.

● In die Sauce vorsichtig Mulden für die Eier eindrücken und die Eier hineingeben. Deckel auflegen und die Eier 10–15 Min. garen, bis das Eiweiß stockt, der Dotter aber noch weich ist.

● Schafskäse in kleinen Stücken über die fertige Shakshuka streuen und alles mit frischer Petersilie garnieren.

Tipp Das mediterrane Eiergericht ist perfekt für Frühstück oder Brunch, da es mit viel frischem Gemüse eine gesunde Abwechslung zu den üblichen Frühstücksgerichten bietet.

Nährwerte pro Portion
kcal 435 • KH 26 g (davon Zucker: 18 g) • Ba 4,5 g • E 20 g • F 29 g

Mediterranes Omelett mit Spinat und Feta

» Ob morgens, mittags oder abends – ein Omelett geht schnell und passt immer!

Für 2 Portionen
ca. 20–30 Min.

- 6 Eier (Größe M)
- 6 EL Milch, 1,5 % Fett
- 2 EL Olivenöl
- 1 kleine Zwiebel
- 160 g Blattspinat (frisch oder TK)
- 1 mittelgroße Tomate
- 60 g Feta-Käse, 45 % Fett i. Tr.
- 1 Prise Salz und Pfeffer
- etwas Petersilie

- Zwiebel fein würfeln, Tomate waschen, Strunk entfernen und klein würfeln. Feta ebenfalls in kleine Würfel schneiden.

- Eier in eine Schüssel aufschlagen, mit Milch verquirlen und mit Pfeffer würzen.

- Für die Füllung ½ TL Öl in einer Pfanne erhitzen, Zwiebeln glasig dünsten, Tomate hinzufügen und kurz mitdünsten. Spinat dazugeben und unter Rühren mitdünsten, bis er zusammenfällt. Mit Salz und Pfeffer würzen und sofort aus der Pfanne nehmen und beiseitestellen.

- Etwas Öl in die Pfanne geben und die Hälfte der Eiermasse hineingießen. Bei mittlerer Hitze stocken lassen. Wenn die Oberfläche noch leicht feucht ist, die Hälfte der vorbereiteten Füllung und des Fetas auf eine Hälfte des Omeletts geben. Das Omelett vorsichtig zuklappen und weitere 2–3 Min. garen.

- Mit dem restlichen Öl, der übrigen Eiermasse und der restlichen Füllung ein zweites Omelett zubereiten. Mit Petersilie granieren und servieren und genießen!

Varianten

- Statt Feta geräucherten Lachs für die Füllung verwenden.
- Statt Spinat Rucola als frisches Topping!
- Pilz-Omelett: Champignons in feine Scheiben schneiden, mit Zwiebeln anbraten, Eiermasse dazugeben und stocken lassen. Frische Kräuter und etwas Parmesan runden den Geschmack ab.

Nährwerte pro Portion

kcal 470 • KH 10 g (davon Zucker: 7 g) • Ba 3 g • E 26 g • F 35g

Hüttenkäse-Wrap

» Ein Frühstück, das nicht nur am Morgen schmeckt. Das perfekte Low-Carb-Frühstück mit viel frischem Gemüse und hochwertigem Eiweiß!

Für 2 Portionen

ca. 10 Min. + Backzeit: 25 Min.

Hüttenkäse-Wraps:
- 200 g Hüttenkäse
- 2 Eier
- Salz und Pfeffer
- 1 TL frische Kräuter (z. B. Basilikum oder Petersilie)
- (etwas Chili)

Für die Füllung:
- 1 Tomate
- ½ Avocado
- ½ Gurke
- rote Zwiebeln (optional)

- Backofen auf 180 °C Umluft vorheizen.

- Hüttenkäse und Eier in einer Schüssel gut vermengen. Mit Salz, Pfeffer, frischen Kräutern (und etwas Chili) abschmecken.

- Ein Backblech mit Backpapier auslegen und die Hüttenkäse-Mischung gleichmäßig darauf verteilen. Ca. 25 Min. backen, bis die Masse fest und leicht goldbraun ist.

- Tomate, Avocado und Gurke in Scheiben schneiden.

- Hüttenkäse-Wrap abkühlen lassen und mit den gewünschten Zutaten belegen. Die Wraps aufrollen und in Portionen schneiden.

Varianten

- Wrap mit 1 EL Pesto verfeinern!
- Mediterrane Variante: mit Tomaten, Mozzarella und Rucola füllen.
- Mit Hummus bestreichen und mit Salat servieren.
- Süße Variante: Ohne Salz und Kräuter zubereiten und mit Beeren-Chia-Marmelade bestreichen.

Nährwerte pro Portion

kcal 270 • KH 13 g (davon Zucker: 4 g) • Ba 4,5 g • E 20 g • F 17 g

Dips & Aufstriche – vielseitig, gesund und praktisch!

Ob für Brot, Wraps, Rohkost oder Bowls – diese Rezepte sind wahre Allrounder. Von Hummus bis zu kreativen Dips, die sich perfekt für Meal Prep eignen. Alle Rezepte sind für größere Mengen ausgelegt, damit Sie immer eine gesunde und leckere Option vorrätig haben. Ideal zu den Brot-Rezepten aus diesem Buch!

Lachs-Creme

» Geräucherter Lachs trifft auf zarte Cremigkeit. Auf Vorrat herstellen – Meal-Prep-geeignet!

Für 6 Portionen
ca. 10 Min.

100 g Stremel-Lachs (geräuchert, ohne Haut) • 200 g Schmand (oder fettarmer Frischkäse) • ½ Handvoll Schnittlauch • etwas Zitronensaft • 1 Prise (geräuchertes) Paprikapulver • 1 Prise Salz und Pfeffer

- Lachs und Schmand mit dem Mixer pürieren.
- Schnittlauch dazugeben und mit Zitronensaft und den Gewürzen abschmecken.

Wissenshappen Fettreicher Seefisch wie (Wild-)Lachs enthält die wertvollen Omega-3-Fettsäuren.

Nährwerte pro Portion
kcal 150 • KH 2 g (davon Zucker: 0 g) • Ba 0 g • E 6 g • F 13 g

Cremiger Schafskäse-Genuss

» Ideal für mediterrane Genussmomente. Auf Vorrat herstellen – Meal-Prep-geeignet!

Für 6 Portionen
ca. 10 Min.

2 Knoblauchzehen • 200 g Feta • 200 g griechischer Joghurt • 6 EL Mich, 1,5 % Fett • 2 Prise Salz und Pfeffer

- Knoblauch schälen und klein hacken. Den Feta zerbröseln.
- Alle Zutaten in eine Schüssel geben und miteinander vermengen. Mit Salz und Pfeffer abschmecken.

Variante Die Schafskäse-Creme kann auch mit getrockneten Tomaten und frischen Kräutern wie Schnittlauch ergänzt werden.

Nährwerte pro Portion
kcal 115 • KH 2 g (davon Zucker: 1,5 g) • Ba 0 g • E 8 g • F 8 g

Tomaten-Pesto

» Tomaten-Pesto ist ein echter Allrounder. Auf Vorrat herstellen – Meal-Prep-geeignet!

Für 6 Portionen
ca. 10 Min.

120 g getrocknete Tomaten • 80 g Walnüsse • Rucola und Basilikum, je eine gute Handvoll • Knoblauch nach Belieben • evtl. Chilischote • 4 EL Olivenöl (je nach Konsistenz) • Salz, Pfeffer und Chili

- Alle Zutaten in einen Mixer geben und zerkleinern bis zur gewünschten Konsistenz.
- Nach Belieben etwas Knoblauch hinzugeben. Mit Salz, Pfeffer, Basilikum, Chili nochmals abschmecken und im Kühlschrank durchkühlen lassen.

Wissenshappen Getrocknete Tomaten liefern konzentriertes Lycopin, ein Antioxidans, das die Zellen schützt, zusammen mit den Omega-3-Fettsäuren aus Walnüssen, die entzündungshemmend wirken.

Nährwerte pro Portion
kcal 180 • KH 3 g (davon Zucker: 1 g) • Ba 2 g • E 3 g • F 15 g

Hummus – immer anders

» Cremig, würzig und voller pflanzlichem Eiweiß. Auf Vorrat herstellen – Meal-Prep-geeignet!

Für 6 Portionen

ca. 15 Min.

1 Dose (250 g) Kichererbsen • 2 EL Limetten- oder Zitronensaft • 2 EL Tahini (Sesampaste) • 1 Knoblauchzehe • 2 EL Olivenöl • 1 TL Salz und Pfeffer nach Geschmack • ½ TL Kreuzkümmel • 3–4 EL kaltes Wasser oder Aquafaba (Flüssigkeit der Kichererbsen) • 1 EL gerösteter Sesam / Walnüsse oder frische Kräuter zum Garnieren

- Kichererbsen abgießen (Flüssigkeit auffangen). Limette oder Zitrone auspressen.
- Alle Zutaten in einen Mixer oder eine Küchenmaschine geben. Fein pürieren, dabei nach und nach Wasser oder Aquafaba hinzufügen, bis die gewünschte Cremigkeit erreicht ist.
- Mit Salz, Pfeffer und Kreuzkümmel abschmecken.
- In eine Schale füllen, mit Sesam, Walnüssen oder frischen Kräutern garnieren.

Nährwerte pro Portion

kcal 125 • KH 7 g (davon Zucker: 0,3 g) • Ba 3,7 g • E 4 g • F 9 g

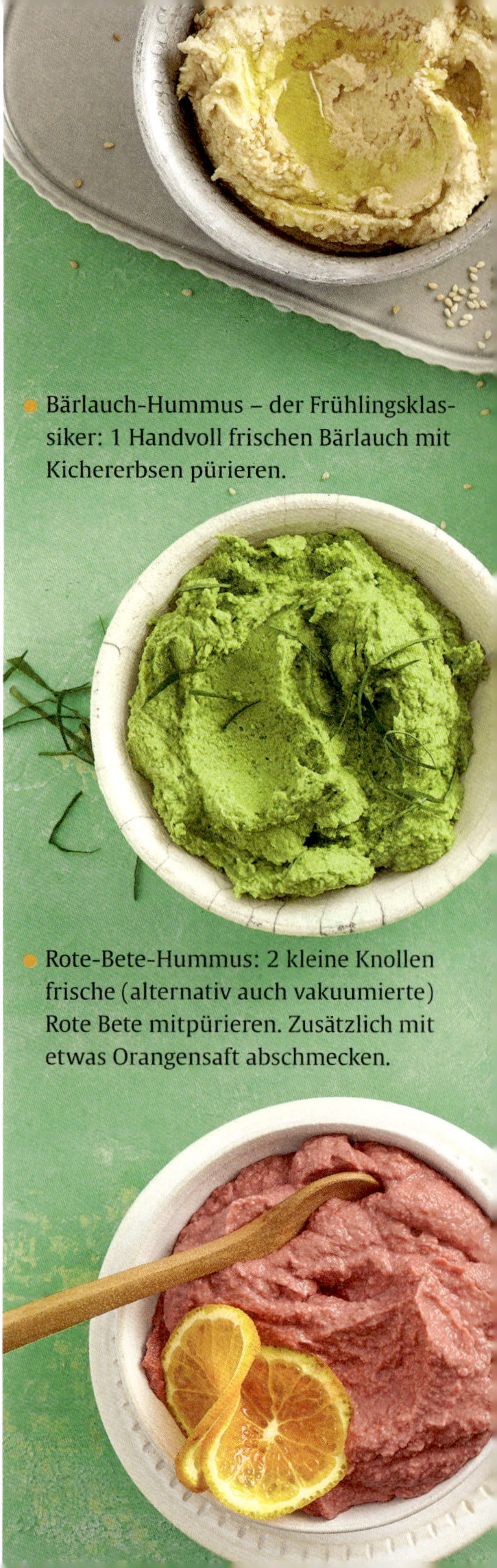

- Bärlauch-Hummus – der Frühlingsklassiker: 1 Handvoll frischen Bärlauch mit Kichererbsen pürieren.
- Rote-Bete-Hummus: 2 kleine Knollen frische (alternativ auch vakuumierte) Rote Bete mitpürieren. Zusätzlich mit etwas Orangensaft abschmecken.

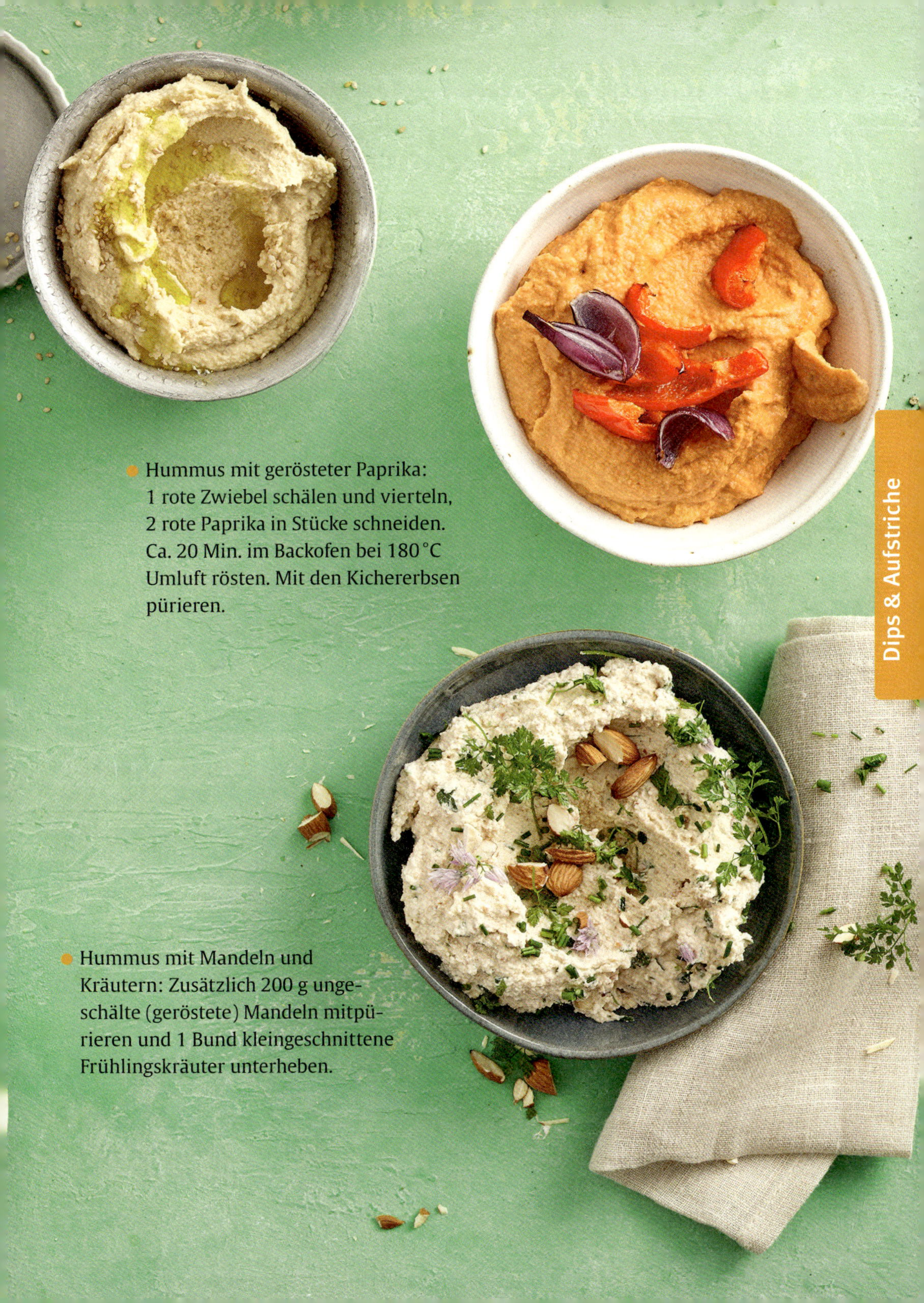

- **Hummus mit gerösteter Paprika:** 1 rote Zwiebel schälen und vierteln, 2 rote Paprika in Stücke schneiden. Ca. 20 Min. im Backofen bei 180 °C Umluft rösten. Mit den Kichererbsen pürieren.

- **Hummus mit Mandeln und Kräutern:** Zusätzlich 200 g ungeschälte (geröstete) Mandeln mitpürieren und 1 Bund kleingeschnittene Frühlingskräuter unterheben.

Rucola-Pinien-Butter

» Butter mal anders. Auf Vorrat herstellen – Meal-Prep-geeignet!

Für 180 g
ca. 15 Min.

½ Chilischote • ½ Bund Rucola (25g) • 30 g Pinienkerne • 125 g weiche Butter • ½ TL Honig • Salz und Pfeffer

- Chilischote entkernen und fein schneiden, gewaschenen Rucola ebenfalls fein schneiden.

- Pinienkerne in einer beschichteten Pfanne ohne Fett kurz goldbraun schwenken.

- Butter, Honig, die noch warmen Pinienkerne sowie Rucola und Chili in eine Schüssel geben und gut verrühren. Mit Salz und Pfeffer abschmecken. Die Buttermasse in Gläser füllen und kühl stellen.

Tipp Dank der Pinienkerne und des Rucolas erhält diese Butter wertvolle ungesättigte Fettsäuren und gewinnt dadurch zusätzlich an Volumen und Frische. Genießen Sie sie in Maßen!

Nährwerte pro Portion
kcal 60 • KH 0,4 g (davon Zucker: 0,2 g) • Ba 0,1 g • E 0,3 g • F 6 g

Avocado-Dip

» Pure Green Power.

Für 2 Portionen
ca. 10 Min.

1 sehr reife Avocado (ca. 200 g) • 1 Knoblauchzehe • 1 Bio-Limette • 1–2 EL Joghurt • Salz und Pfeffer • nach Belieben Petersilie, Koriander, Minze

- Avocado halbieren, den Stein entfernen, das Fruchtfleisch mit einem Löffel aus der Schale heben und in eine Schüssel geben. Avocado-Fruchtfleisch mit einer Gabel grob zerdrücken.

- Knoblauch schälen und durch einen Knoblauchpresse drücken. Die Limette heiß abwaschen und abtrocknen, etwas Schale abreiben, die Frucht halbieren und auspressen.

- Joghurt und Knoblauch mit dem Avocadomus verrühren und mit Salz, Pfeffer, 2–3 EL Limettensaft und -abrieb und Kräutern abschmecken.

Nährwerte pro Portion
kcal 180 • KH 13 g (davon Zucker: 2 g) • Ba 7 g • E 3 g • F 15 g

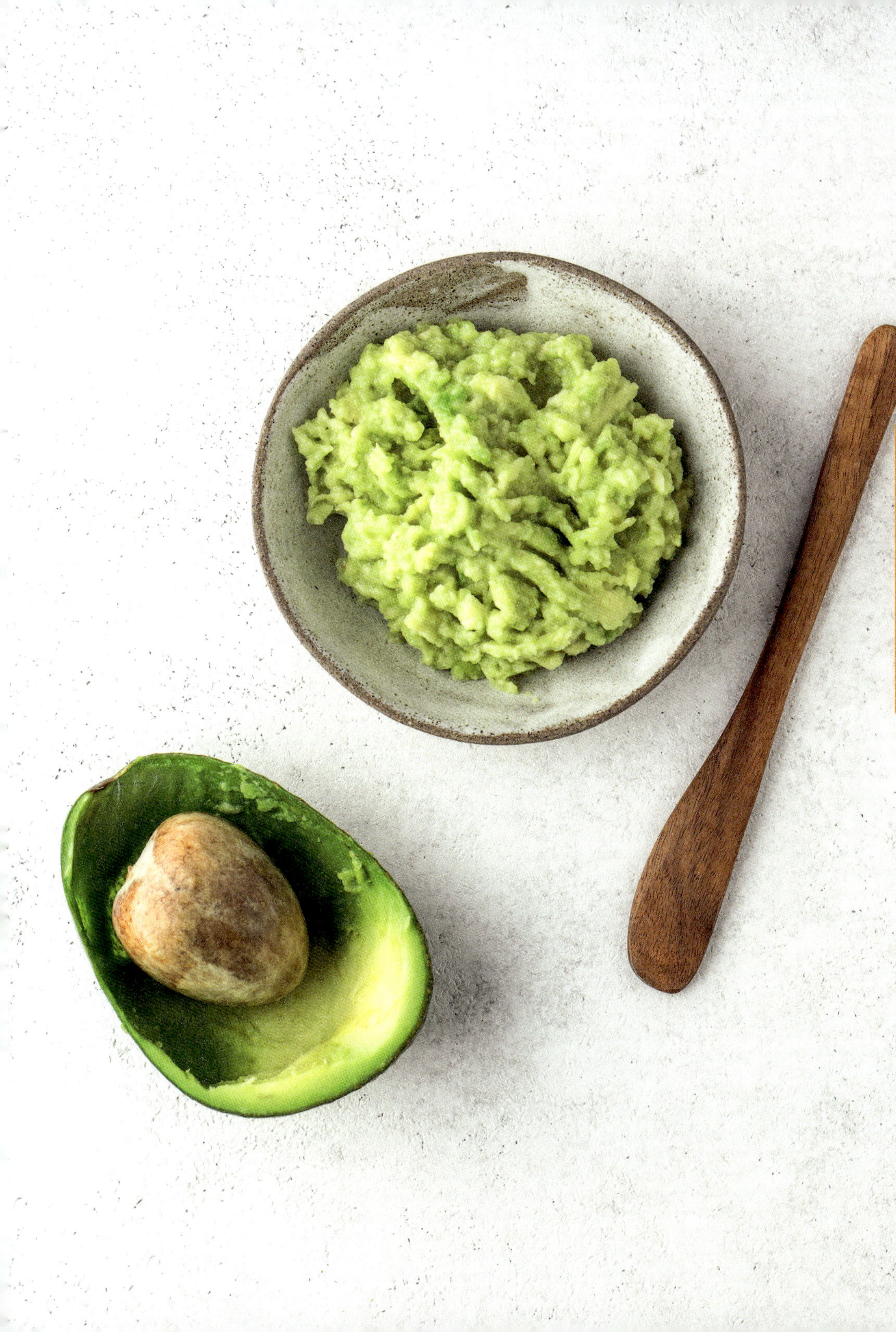

Salate – bunt, nährstoffreich und vielfältig!

Unsere Salate bieten für jeden Geschmack etwas: von proteinreichen Hauptgerichten wie Rotkohl-Tofu-Salat oder Beluga-Linsen-Salat bis zu erfrischenden Sommervarianten wie Wassermelonen-Salat. Ob orientalisch, mediterran oder mit einer Extraportion Omega-3-Fettsäuren – lassen Sie sich von unseren gesunden, kreativen Salaten inspirieren!

Wassermelonen-Feta-Salat

» Sommerlich & frisch in den Farben der Toskana.

Für 2 Portionen
ca. 10 Min.

400 g Wassermelone • 50 g Feta • ½ Bund frische Minze • Für das Dressing: 1 EL Olivenöl • Saft von ½ Zitrone oder Limette • ½ EL Balsamico • Salz und Pfeffer • Optional: geröstete Pinienkerne als Topping

- Wassermelone in mundgerechte Stücke würfeln, den Feta grob zerbröseln und Minzblätter klein hacken.
- Wassermelone auf 2 Teller verteilen und jeweils mit Feta und Minze toppen.
- Alle Dressing-Zutaten vermengen und über den Salat geben.

Tipp Feta erst beim Anrichten auf die mit dem Dressing angemachte Wassermelone geben. So behält er seine weiße Farbe und die Wassermelone wird nicht milchig.

Nährwerte pro Portion
kcal 200 • KH 19 g (davon Zucker: 14 g) • Ba 2 g • E 5 g • F 13 g

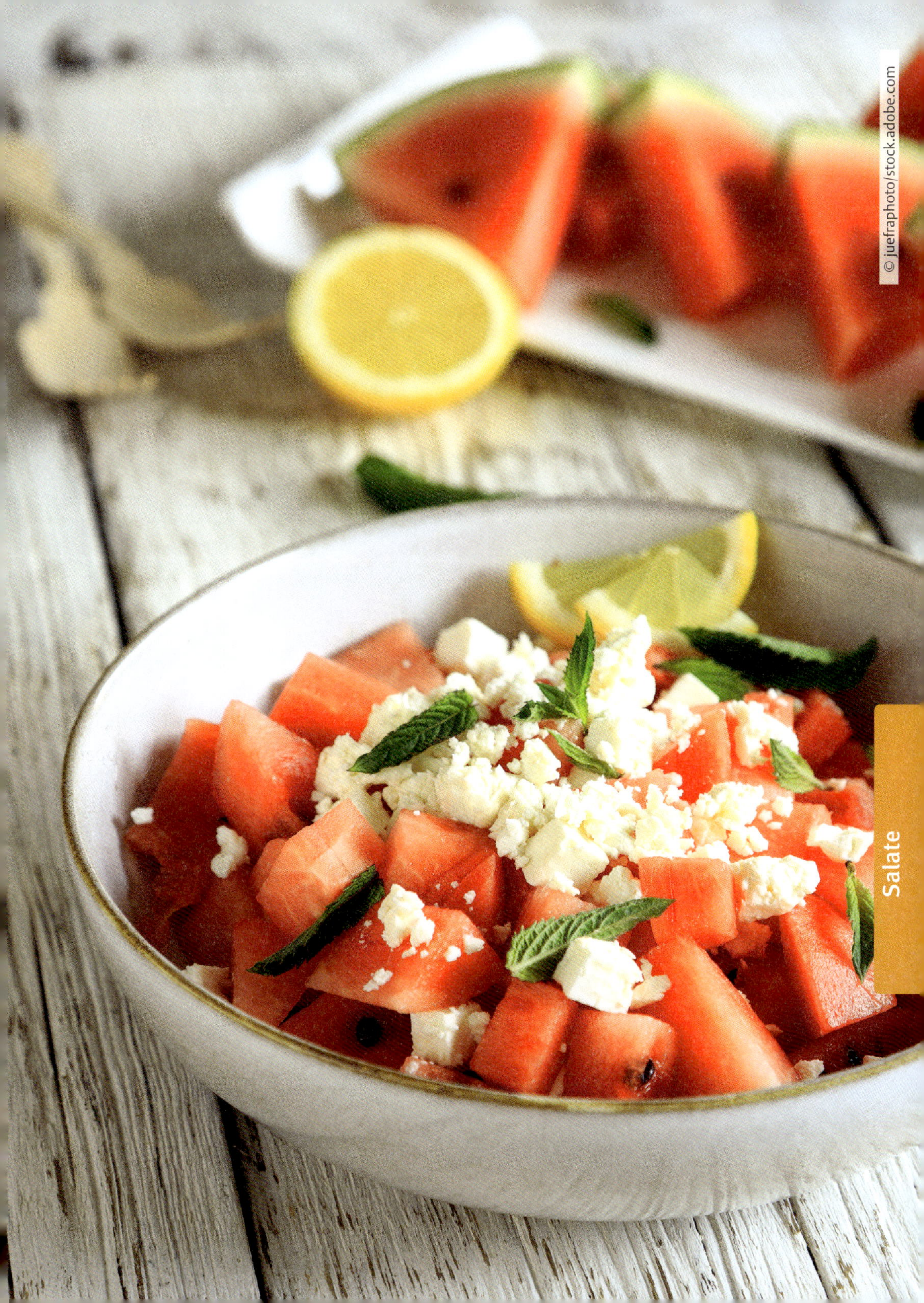

Tabbouleh-Salat

» Frische Petersilie sorgt für intensiven Geschmack. Auf Vorrat herstellen – Meal-Prep-geeignet!

Für 2 Portionen
ca. 15 Min.

50 g Bulgur • 100 ml kochendes Wasser • ½ rote Zwiebel/Frühlingszwiebel • ½ Gurke • 7–8 Kirschtomaten • ½ Bund Petersilie • 1–2 EL frische Minze • Für das Dressing: Saft von ½ Zitrone • 1 EL Olivenöl • Salz und Pfeffer nach Geschmack

- Bulgur mit kochendem Wasser übergießen und 10 Min. quellen lassen.
- Zwiebel klein würfeln, Gurke, Kirschtomaten, Petersilie und Minze waschen. Gurke in sehr kleine Würfel schneiden, Kirschtomaten vierteln, Petersilie und Minze fein hacken. Alles zum Bulgur geben.
- Mit Zitronensaft, Olivenöl, Salz und Pfeffer abschmecken, mischen, servieren.

Nährwerte pro Portion
kcal 190 • KH 26 g (davon Zucker: 3,5 g) • Ba 3 g • E 5 g • F 7 g

Matjes-Salat

» Omega-3-Power mit frischer Note!

Für 2 Portionen
ca. 15 Min.

170 g Matjes • 100 g Apfel • 1 kleine rote Zwiebel • 50 g Gurke • 80 g Gewürzgurke • ½ Frühlingszwiebel • 20 g Petersilie • 200 g Naturjoghurt • 100 g Schmand • Salz und Pfeffer

- Matjes in Streifen, Apfel in feine Streifen, Zwiebel in Scheiben, Gurke und Gewürzgurke in Stücke schneiden. Frühlingszwiebel und Petersilie hacken.
- Joghurt mit Schmand verrühren, mit den anderen Zutaten vermengen, mit Salz und Pfeffer abschmecken und kurz ziehen lassen.

Tipp Mit Pellkartoffeln ein gesundes und schnelles Essen!

Wissenshappen Matjes liefert wertvolle Omega-3-Fettsäuren, die Entzündungen hemmen und die Insulinsensitivität fördern. Zudem stärkt er mit Eiweiß, Vitamin D und Jod den Stoffwechsel und das Immunsystem.

Nährwerte pro Portion
kcal 455 • KH 21 g (davon Zucker: 13 g) • Ba 3 g • E 21 g • F 32 g

Rotkohl-Tofu-Salat

» Frisch, knackig und mit reichlich Protein. Auf Vorrat herstellen – Meal-Prep-geeignet!

Für 2 Portionen
ca. 30 Min. + Marinierzeit: 6–24 Std.

Für die Tofu-Würfel:
- ½ TL Ingwer, gerieben
- 1 Knoblauchzehe
- 1 TL thailändische süße Chilisauce
- 2 TL Sojasauce
- 1 EL Raps- oder Sesamöl
- 200 g fester Tofu
- 1 EL Sesam

Für den Salat:
- 100 g Zuckerschoten
- 2 mittelgroße Möhren
- 300 g Rotkohl

Für das Dressing:
- 1 EL frischer Zitronensaft
- 1 TL Olivenöl
- Salz und Pfeffer

Toppings:
- 2 EL gehackte, gesalzene Erdnüsse
- 1 EL Sesam

Tofu vorbereiten: Ingwer fein reiben und die Knoblauchzehe pressen. Mit den übrigen Zutaten (ohne Sesam) vermengen. Tofu in Würfel schneiden und in einer Schüssel mit der Marinade vermengen. Mindestens 6 Std. (optimal 24 Std.) im Kühlschrank ziehen lassen. Marinierten Tofu aus der Marinade nehmen (restliche Marinade für das Dressing aufbewahren). In einer beschichteten Pfanne ohne zusätzliches Öl knusprig anbraten. Zum Schluss Sesam untermengen und mit anrösten.

Rotkohlsalat zubereiten: Zuckerschoten waschen, ggf. entfädeln, rautenförmig schneiden und in kochendem Wasser 1 Min. blanchieren, dann abgießen und abkühlen. Möhren schälen und grob raspeln. Rotkohl putzen, waschen und fein hobeln oder in feine Streifen schneiden. Anschließend ca. 5 Min. kräftig mit den Händen durchkneten, damit er weicher wird.

Dressing und Fertigstellung: Zitronensaft, Olivenöl und die übrige Marinaden-Flüssigkeit verrühren. Mit Salz und Pfeffer abschmecken. Gemüsesalat mit Tofuwürfeln, gehackten Erdnüssen und Sesam anrichten.

Nährwerte pro Portion
kcal 500 • KH 26 g (davon Zucker: 12 g) • Ba 10 g • E 26 g • F 34 g

Orientalischer Couscous-Salat

» Ein leichtes sättigendes Hauptgericht– Couscous triff auf knackiges Gemüse und Obst. Auf Vorrat herstellen – Meal-Prep-geeignet!

Für 2 Portionen
ca. 20 Min.

- 100 g Couscous
- 200 ml Brühe
- 100 g Zuckerschoten
- 5–6 Kirschtomaten
- 2–3 EL Granatapfelkerne
- 1 Möhre
- 50 g Rucola
- ½ Bund frische Minze
- ½ Bund frischer Koriander
- 25 g Kürbiskerne

Für das Dressing:

- 1 ½ EL Olivenöl
- ½ EL Zitronensaft
- ½ TL Senf
- eine Prise Salz und Pfeffer
- ½ TL Orientalische Gewürzmischung (z. B. Spirit of Spice)

- Couscous in einer Schüssel mit heißer Brühe übergießen und quellen lassen (nicht kochen).

- Zuckerschoten waschen, ggf. entfädeln, rautenförmig schneiden und 3–4 Min. in etwas Salzwasser dünsten.

- Tomaten waschen und halbieren. Granatapfel entkernen, Möhren schälen und grob raspeln. Rucola und Kräuter waschen, trocknen und fein hacken. Kürbiskerne grob hacken.

- Zutaten für das Dressing verrühren und mit Salatzutaten in einer Schüssel vermengen und servieren.

Wissenshappen Couscous enthält komplexe Kohlenhydrate, lässt den Blutzucker nur langsam ansteigen und ist in wenigen Minuten zubereitet.

Nährwerte pro Portion
kcal 435 • KH 52 g (davon Zucker: 7 g) • Ba 7 g • E 16 g • F 18 g

Spargel-Erdbeer-Salat

» Genussvoll schlemmen – perfekt für die leichte Küche.

Für 2 Portionen
ca. 20 Min.

- 500 g Spargel
- 1 EL Olivenöl
- Salz und Pfeffer
- 250 g Erdbeeren
- 1 Bund Schnittlauch
- 1 Vanilleschote oder aus der Mühle
- 1 EL flüssiger Honig
- 2–3 EL frischer Zitronensaft
- 1 EL Olivenöl
- Salz und Pfeffer
- 1 Handvoll Rucola
- 1 EL Sesam

- Spargel schälen, schräg in 4–5 cm lange Stücke schneiden und in Olivenöl »al dente« anbraten, sodass er bissfest bleibt. Mit Salz und Pfeffer aus der Mühle bestreuen.

- Erdbeeren, waschen und entstielen und in dünne Scheiben schneiden.

- Schnittlauch waschen und in 1 cm lange Röllchen schneiden. Mark der Vanilleschote auskratzen. Schnittlauch mit Vanille, Honig, Zitronensaft, Olivenöl, Salz und Pfeffer vermischen.

- Den ausgekühlten Spargel mit den Erdbeeren vorsichtig mit dem Dressing mischen und auf einer Platte mit Rucola anrichten. Sesam ohne Öl in der Pfanne bei mittlerer Hitze rösten und über den Salat streuen.

Tipp Spargel kurz vor Ende der Garzeit mit einem Hauch Puderzucker in der Pfanne bestreuen. Wer mag, gibt noch frisch geriebenen Parmesankäse drauf.

Wissenshappen Spargel und Erdbeeren – saisonale Highlights!

- **Spargel** ist äußerst freundlich zur Figur! Er hat kaum Kalorien (pro 100 g nur 18 kcal), regt die Nierentätigkeit an – wirkt so entwässernd.
- **Erdbeeren** sind echte Powerfrüchte! 100 g enthalten gerade einmal 34 kcal. Außerdem stecken sie voller Kalzium und Magnesium.

Nährwerte pro Portion
kcal 210 • KH 21 g (davon Zucker: 11 g) • Ba 9 g • E 39 g • F 16 g

Belugalinsen-Salat

» Pflanzliches Eiweiß trifft auf Salat. Auf Vorrat herstellen – Meal-Prep-geeignet!

Für 2 Portionen
ca. 30 Min.

100 g Belugalinsen • ½ Salatgurke • 1 Möhre • 2 Frühlingszwiebeln • 1 Apfel (oder ½ Granatapfel) • Optional: Tomaten • frische Kräuter (z. B. Petersilie und Minze) • Für das Dressing: 1 EL Olivenöl • 1 EL Balsamico Essig • ½ TL Senf • Saft und Abrieb von ½ Bio-Limette • Salz, Pfeffer und Paprikapulver • 10 Mandeln zum Garnieren

- Linsen waschen, in 20 Min. in Salzwasser bissfest garen, abgießen.
- Gemüse waschen, nach Belieben schneiden, mit Linsen mischen. Kräuter hacken und dazugeben.
- Öl, Essig, Senf, Limettensaft und -abrieb und Gewürze unterrühren, abschmecken. Mandeln hacken, kurz anrösten und darüberstreuen

Wissenshappen Linsen lassen den Blutzucker langsam ansteigen. Aufgrund ihres hohen Ballaststoffanteils und des hohen Gehalts an pflanzlichem Eiweiß benötigen sie eine längere Verdauung.

Nährwerte pro Portion
kcal 310 • KH 40 g (davon Zucker: 12 g) • Ba 13 g • E 14,5 g • F 11 g

Green-Goddess-Salad

» Frisch, knackig und alles andere als langweilig. Auf Vorrat herstellen – Meal-Prep-geeignet!

Für 2 Portionen
ca. 30 Min.

Für den Salat: • 250 g Weißkohl • ½ Gurke • 1–2 Frühlingszwiebeln • 1 Handvoll Schnittlauch • Für das Dressing: ½ Knoblauchzehe • ½ Schalotte • ¼ Bund Basilikum • 30 g Spinat • 40 g Cashewkerne • Saft von 1 Zitrone • 1 EL Olivenöl • 1 EL Parmesan • Salz und Pfeffer

- Weißkohl waschen, äußere Blätter und Strunk entfernen, vierteln und fein hobeln. Gurke waschen und fein würfeln. Frühlingszwiebeln und Schnittlauch waschen, trocken schütteln und in feine Ringe schneiden. Alle Salatzutaten in eine Schüssel geben.
- Für das Dressing: Knoblauch und Schalotte fein schneiden. Cashewkerne grob zerkleinern. Basilikum und Spinat waschen und grob zerkleinern. Mit Zitronensaft, Olivenöl und Parmesan in einen Standmixer geben und auf hoher Stufe fein pürieren. Mit Salz und Pfeffer abschmecken und zum Salat geben.

Nährwerte pro Portion
kcal 255 • KH 20 g (davon Zucker: 8 g) • Ba 6 g • E 9 g • F 17 g

Kartoffel-Gurke-Bohnen-Salat

» Mediterraner Genuss mit frischer Leichtigkeit. Auf Vorrat herstellen – Meal-Prep-geeignet!

Für 2 Portionen

ca. 15 Min. + Kochzeit: ca. 15–20 Min.

- 3 Kartoffeln
- ½ Gurke
- 1 Dose weiße Bohnen
- 1 rote Zwiebel
- 100 ml heißes Wasser
- 50 ml Apfelessig
- ½ TL Honig
- Messerspitze Salz
- ½ TL groben Senf
- 1 Handvoll frisches Basilikum
- 1 Dose Thunfisch in eigenem Saft

Für das Dressing:

- 1 ½ EL Olivenöl
- 2 EL weißer Balsamico-Essig
- ½ TL Ahornsirup
- ½ TL Salz (nach Geschmack)

● Zuerst wird die Zwiebel eingelegt. Dafür eine rote Zwiebel in feine Ringe schneiden. Mit zwei Teilen heißem Wasser (100 ml) und einem Teil Apfelessig (50 ml) übergießen, ½ TL Honig, Messerspitze Salz und ½ TL groben Senf zugeben. Mind. 30 Min. ziehen lassen.

● Kartoffeln in Salzwasser in ca. 15–20 Min. bissfest kochen. Abkühlen lassen.

● Gurke sowie gekochte Kartoffeln in feine Scheiben schneiden. Bohnen abtropfen lassen und waschen. Basilikum fein hacken. Eingelegte Zwiebel zugeben und alles miteinander vermengen. Thunfisch abtropfen lassen und locker unterheben.

● Dressing-Zutaten vermischen, abschmecken und über den Salat geben.

Tipp Die Kartoffeln am Vortag kochen und über Nacht abkühlen lassen – so entsteht resistente Stärke.

Wissenshappen Resistente Stärke – gut für Darm & Blutzucker! Sie entsteht, wenn stärkehaltige Lebensmittel wie Kartoffeln, Reis oder Nudeln nach dem Kochen abkühlen. Sie wird im Dünndarm nicht verdaut, sondern dient im Dickdarm als Nahrung für gute Darmbakterien. Das fördert die Darmgesundheit, sorgt für eine bessere Sättigung und kann helfen, den Blutzuckerspiegel stabil zu halten.

Nährwerte pro Portion

kcal 530 • KH 79 g (davon Zucker: 17 g) • Ba 20 g • E 19 g • F 13 g

Meal-Prep – einmal zubereiten, mehrmals genießen

Alle Rezepte – und auch die einzelnen Komponenten – lassen sich gut vorbereiten und vielseitig kombinieren. Feste Zeitangaben, Kalorienwerte oder Portionsgrößen finden Sie hier bewusst nicht. So behalten Sie die Freiheit, die Rezepte an Ihren Alltag, Ihre Vorratshaltung und Ihren Geschmack anzupassen, für eine Mahlzeit, mehrere Tage oder als Basis für verschiedene Kombinationen – die Rezepte sind als Baukasten gedacht. Die Salatsoße aus dem Buddha-Bowl-Rezept ist zum Beispiel direkt für ca. fünf Portionen auf Vorrat ausgelegt. Meal Prep macht es leicht – so passt gesunde Küche zu Ihrem Leben und nicht umgekehrt.

Wraps

» Gesundes eigepackt.

⏲ 20 Min.

Vollkorn Weizen-Wraps • Gemüse oder Salat: z. B. Eisbergsalat/Rucola/Babyspinat • Paprika, rot und gelb • Tomaten/Kirschtomaten • Rettiche • Möhre • Gurke • Rote Zwiebeln/Frühlingszwiebeln • Eiweiß- und Fettkomponenten: reife Avocado • Thunfisch, naturell (Dose) • Hähnchenbrustfilets • Kidneybohnen • Feta • Gewürze und Extras: Limette • Salz, Pfeffer, Curry oder Paprikapulver • Hummus (Seite 114)

- Zubereitung der gewünschten Komponenten: Gemüse schneiden oder raspeln. Hähnchenstreifen in Öl anbraten, würzen. Bohnen, Mais, Thunfisch abtropfen lassen. Feta würfeln.
- Wrap falten: Wrap dünn mit Hummus bestreichen. Gemüse, Salat sowie die gewählten Eiweiß- und Fettkomponenten mittig platzieren und würzen.
- Zuerst eine lange Seite einklappen, dann die kurzen Seiten links und rechts. Zum Schluss die zweite lange Seite darüberlegen.

Tipp Für extra Biss die Wraps in Pfanne oder Ofen kurz knusprig werden lassen.

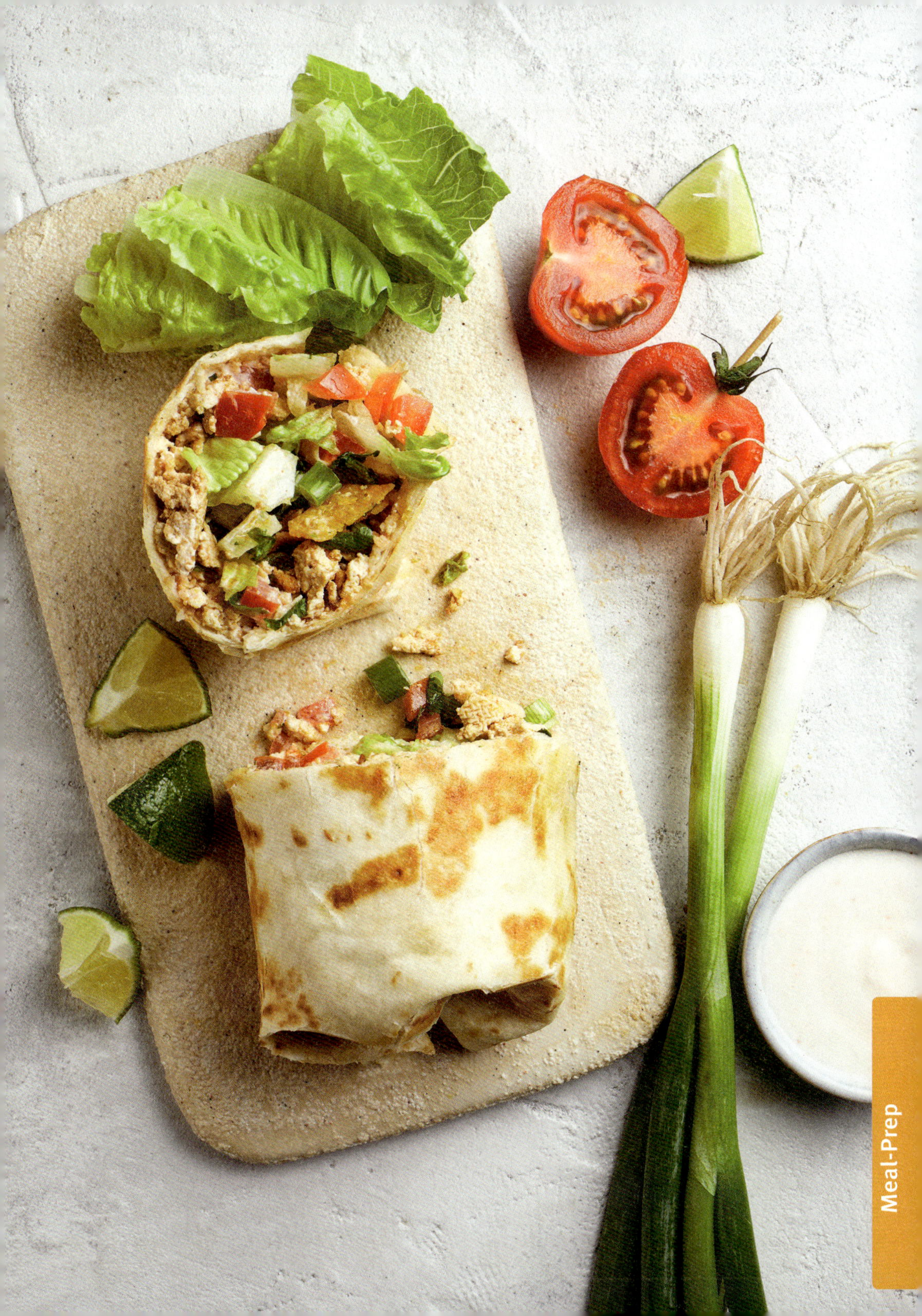

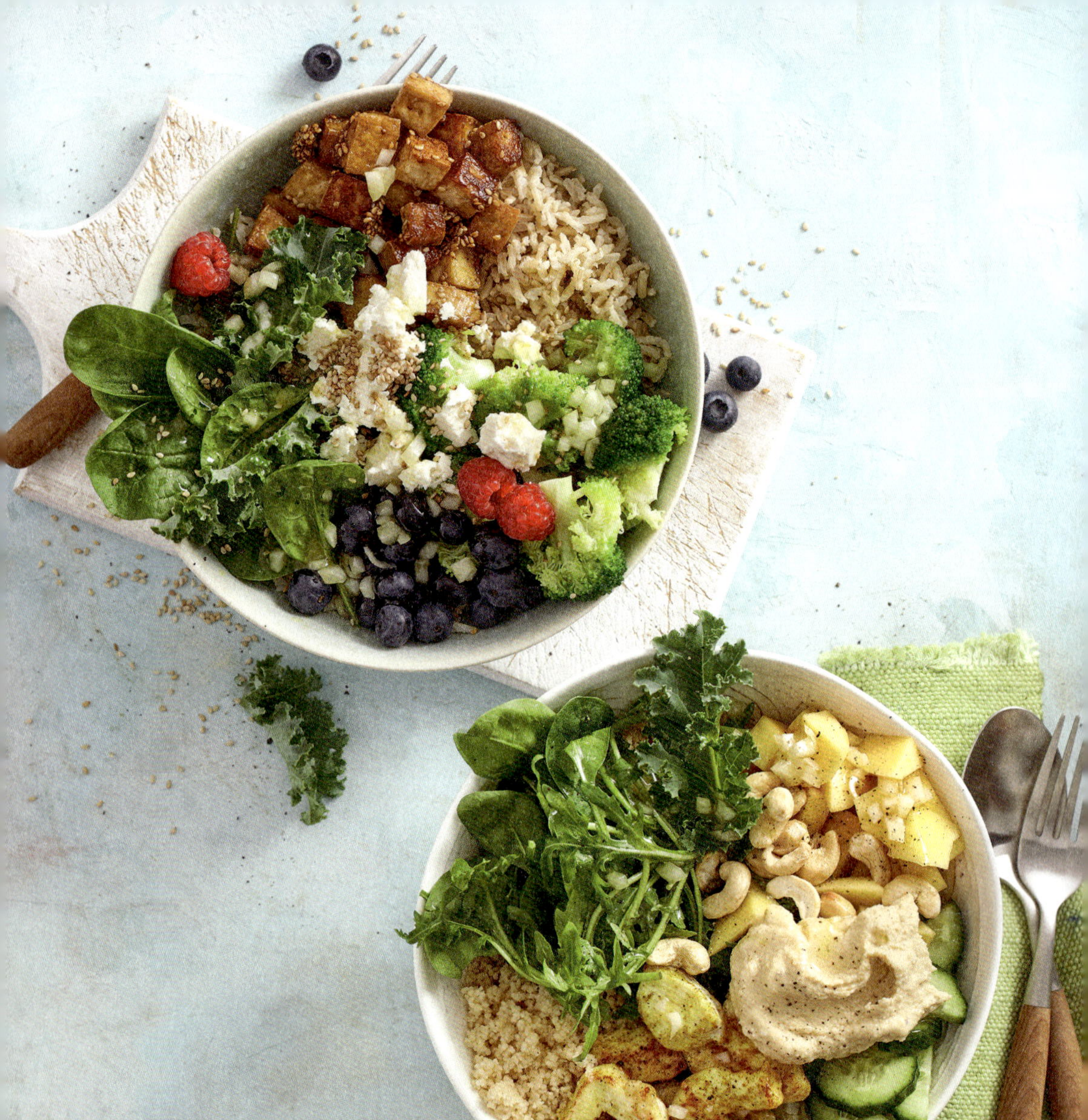

Buddha Bowls Eine Buddha Bowl vereint alle wichtigen Nährstoffe und lässt sich individuell mit kalten und warmen Zutaten zusammenstellen – egal, ob vegan, vegetarisch oder mit Fleisch/Fisch.

Als Meal-Prep-Gericht perfekt geeignet: Alle Komponenten lassen sich separat vorbereiten und frisch kombinieren.

Die Salatsauce reicht für sechs Portionen und kann ebenfalls im Voraus zubereitet werden.

Buddha Bowl – eine Schüssel voll Gesundes

» Auswählen, zusammenstellen, genießen – im Baukastensystem.

20 Min. + Backzeit: 30–40 Min.

- Salatbasis (ca. 10 %): z. B. Babyspinat, Feldsalat, Rucola, Grünkohl
- Kohlenhydrate (ca. 20 %): z. B. Süßkartoffeln (gebacken), (brauner) Reis, Couscous
- Gemüse (ca. 20 %): z. B. roh, gekocht, gebraten oder geröstet: Möhren, Tomaten, Paprika, Salatgurken, Brokkoli, Blumenkohl, Rote Bete, Pilze
- Proteine (ca. 20 %): z. B. Tofu, Kichererbsen, Linsen, Eier, Fisch, Fleisch, Hanfsamen, Bohnen, Edamame
- gesunde Fette (ca. 15 %): z. B. Avocado, Samen (z. B. Chia oder Sesam), Nüsse (z. B. Cashewkerne, Walnüsse, Erdnüsse)
- Früchte (ca. 10 %): z. B. Mango, Apfel, Beeren, Birnen, Ananas
- Topping (ca. 5 %): z. B. Hummus, Feta, Sprossen, Limettensaft, Ziegenkäse
- Für das Dressing:
- 1 weiße Zwiebel (gewürfelt)
- 1 EL Dijonsenf
- 2 EL Honig
- Saft von 2 Zitronen
- 2 EL weißer Aceto balsamico
- 150 ml Öl
- Salz, Pfeffer

Zubereitung der gewünschten Komponenten:

Backofen auf 180 °C Grad vorheizen. Süßkartoffeln und/oder Rote Bete schälen, in Würfel schneiden und auf einem Backblech verteilen. Mit etwas Olivenöl, Salz, Pfeffer, Thymian- und Rosmarinzweigen vermengen. 30–40 Min. backen, bis das Gemüse bissfest ist.

Couscous mit heißer Brühe übergießen und ca. 10 Min. quellen lassen.

Brokkoli, Blumenkohl & Linsen bissfest garen.

Edamame 2–3 Min. in kochendem Wasser garen.

Hähnchenbrust in Streifen schneiden und in einer Pfanne goldbraun braten. Mit Salz, Pfeffer und Curry würzen.

Alle vorbereiteten Zutaten in einer Schüssel anrichten. Mit dem Dressing und Toppings nach Wahl verfeinern.

BBQ-Lachs aus dem Ofen

» Eine passende Beilage für die Bowl (S. 129).

Für 2 Portionen

ca. 5 Min. + Marinierzeit: 15 Min. + Backzeit: 15 Min.

½ Knoblauchzehe • 1 ½ cm Ingwer • 1 Ahornsirup (dunkel, feinherb) • 1 TL Sojasauce • je 1 Msp. Kreuzkümmel, Rauchpaprika, Knoblauchpulver, Chilipulver, Pfeffer • 1 TL Apfelessig • 200 g Lachsfilet • ein paar Thymianzweige • 1 TL Sesam

- Backofen auf 200 °C Ober-/Unterhitze vorheizen.
- Knoblauch in dünne Scheiben schneiden, Ingwer fein hacken. Ahornsirup mit Sojasauce, Gewürzen und Apfelessig verrühren, dann Knoblauch und Ingwer hinzufügen.
- Marinade in einem kleinen Topf 5 Min. köcheln lassen. Lachs in Streifen schneiden, in eine flache Auflaufform legen und mit der Marinade übergießen. 15 Min. marinieren.
- Lachs mit Thymianzweigen in den Ofen geben und ca. 15 Min. backen. 5 Min. vor Ende der Backzeit mit Sesam bestreuen.

Marinierter Tofu

» Die leckere Bowl-Beilage für Vegetarier (S. 129).

Für 2 Portionen

ca. 5 Min. + Marinierzeit: 15 Min.

200 g Tofu (fester Naturtofu) • 2 EL Sojasauce • 1 TL Ahornsirup oder Agavendicksaft • 1 TL Sesamöl • 1 TL Zitronensaft • ½ TL geräuchertes Paprikapulver • 1 Knoblauchzehe (gepresst) • 1 TL Sesam

- Tofu in Würfel schneiden.
- Alle Zutaten für die Marinade vermischen. Tofu darin mindestens 15 Min. ziehen lassen.
- Tofuwürfel in einer Pfanne mit etwas Öl knusprig anbraten.

Sommerrollen

» Rollen Sie den Sommer ein.

30 Min.

- Reisplatten (pro Rolle ein Blatt)

Zum Füllen:

- Gemüse und Obst, in feine Streifen geschnitten
- Fisch/Fleisch/Tofu gegart und in feine Streifen geschnitten
- optional Glasnudeln (kurz überbrühen – schon sind sie fertig!)
- Kräuter wie Minze, Basilikum, Koriander, Petersilie

Toppings:

- Sesam, Erdnüsse, Cashewkerne

Für die Erdnusssauce:

- 1 kleine rote Chilischote
- 50 ml Kokosmilch
- 3 EL Erdnussbutter
- 1 EL Sojasauce
- Saft und Abrieb von ½ Bio-Limette
- 1 EL Honig

Ideal sind Gemüsesorten wie Paprika, Gurke, Möhren, Pak Choi, aber auch Avocado, Pilze, Spinat, Romanasalat, Sprossen und Frühlingszwiebeln. Für alle, die es gerne süß mögen, ist Obst wie Mango ein Genuss.

Das Wickeln erfordert etwas Übung: Flache Schalen mit etwa einem Zentimeter lauwarmen Wasser füllen. Reispapier kurz darin einweichen, bis es weich und leicht klebrig wird. Anschließend die gewünschte Füllung mittig auf das Reispapier legen. Zuerst die seitlichen Ränder über die Füllung schlagen, dann den unteren Rand darüberlegen und schließlich der langen Seite entlang nach oben aufrollen.

Für den Erdnuss-Dip: Chili fein hacken, Kerne entfernen, wenn es weniger scharf werden soll. Mit allen anderen Zutaten für die Sauce verrühren und mit 2–3 EL heißem Wasser glatt rühren.

Tipp Sollen die Sommerrollen erst am nächsten Tag gegessen werden, am besten in Frischhaltefolie einwickeln, damit die Reisplatten nicht austrocknen.

Suppen – herzhaft, gesund und immer passend

Ob leichte, aromatische Suppen oder sättigende Eintöpfe – unsere Rezepte bieten für jede Gelegenheit das Richtige. Genießen Sie wärmende Klassiker wie würzige Linsensuppe, cremige Kürbissuppe oder herzhafte Eintöpfe, die nicht nur den Blutzucker stabil halten, sondern auch reich an Nährstoffen sind.

Süßkartoffel-Ingwer-Süppchen

» Leicht-cremig.

Für 2 Portionen
ca. 30 Min.

250 g Süßkartoffeln • 1 Zwiebel • 1 Knoblauchzehe • 1 Chilischote • ½ EL Öl • 20 g Ingwer • 2 Zweige Thymian • 300 ml Geflügelbrühe (Gemüsebrühe) • Salz, Pfeffer, Zucker • frischer Koriander zum Garnieren

- Süßkartoffeln schälen, waschen und würfeln. Zwiebel und Knoblauch schälen und fein würfeln. Chilischote putzen, längs aufschneiden, Kerne entfernen und fein hacken.

- Öl erhitzen, Zwiebel, Knoblauch und Ingwer darin glasig anschwitzen.

- Süßkartoffeln und Thymian zugeben und mit anschwitzen. Mit Brühe auffüllen und die Süßkartoffeln in ca. 15 Min. weich kochen.

- Thymian entfernen. Alles pürieren und mit Salz, Pfeffer und Zucker abschmecken. Nach Belieben mit frischem Koriander garnieren.

Nährwerte pro Portion
kcal 190 • KH 33 g (davon Zucker: 8 g) • Ba 4,5 g • E 5 g • F 4 g

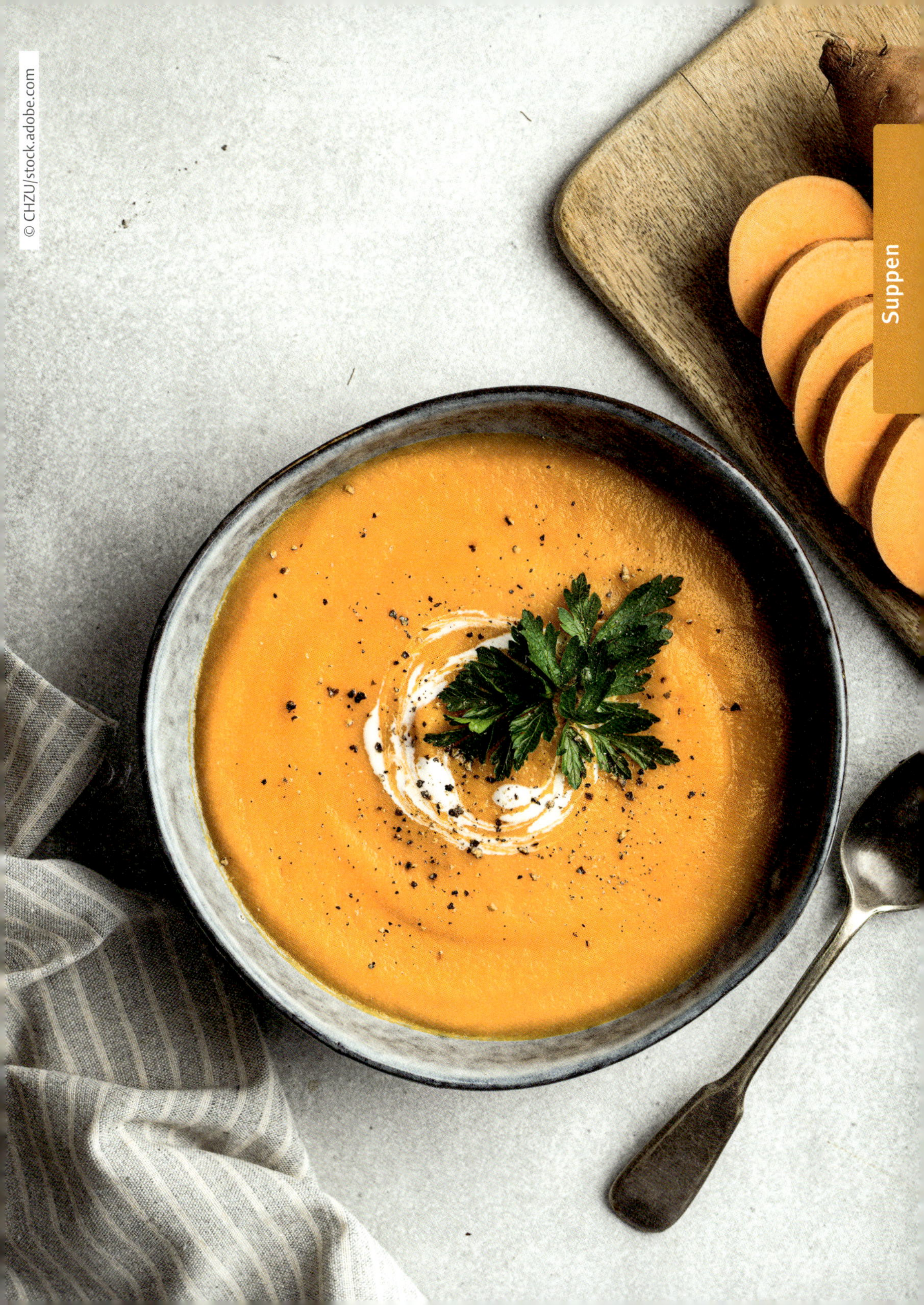

Gemüse-Suppe

» Diese Suppe ist ein echter »Schnief-Nasen-Killer«!

Für 2 Portionen
ca. 30 Min.

½ Kopf Wirsing oder Weißkohl • 2 kleine Kartoffeln • 1 Möhre • 1 kleines Stück Ingwer • 1 rote Zwiebel • 1 TL Butter • 750 ml Gemüsebrühe • 75 ml Sahne • 1 TL Kreuzkümmel (gemahlen) • Salz, Pfeffer, Chili (optional) • frische Petersilie • 1 TL Olivenöl

- Kohl waschen, Strunk entfernen, den Rest in mundgerechte Stücke schneiden. Kartoffeln, Möhren und Ingwer schälen. Möhren und Kartoffeln in feine Würfel schneiden, den Ingwer fein hacken. Zwiebel abziehen und halbieren.

- Zwiebel in Butter anbraten. Kartoffeln, Möhren und Kohl hinzufügen. Mit Gemüsebrühe aufgießen. Ingwer dazugeben und 20 Min. im geschlossenen Topf garen.

- Zum Schluss Sahne hinzufügen und nach Geschmack würzen. Die Herdplatte ausschalten und das Olivenöl unterrühren.

Nährwerte pro Portion
kcal 220 • KH 30 g (davon Zucker: 16 g) • Ba 5 g • E 5 g • F 10 g

Rote-Linsen-Suppe

» Geht immer.

Für 2 Portionen
ca. 40 Min.

½ Zwiebel • 1 Knoblauchzehen • 1 EL Olivenöl • 1 Möhre • ½ Selleriestange • 100 g rote Linsen • 600 ml Gemüsebrühe • ½ TL Kreuzkümmel • Salz und Pfeffer • ½ EL Zitronensaft

- Zwiebel und Knoblauch schälen und fein hacken. Olivenöl in einem großen Topf erhitzen und beides darin anschwitzen.

- Möhre schälen, Sellerie waschen und beides in Scheiben schneiden. Ebenfalls in den Topf geben und 5 Min. anbraten.

- Linsen und Gemüsebrühe hinzufügen, alles aufkochen und ca. 25 Min. köcheln lassen.

- Mit Kreuzkümmel, Salz, Pfeffer und Zitronensaft abschmecken und servieren.

Nährwerte pro Portion
kcal 230 • KH 35 g (davon Zucker: 6 g) • Ba 12 g • E 10 g • F 5 g

Kürbissuppe

» Wärmend und wohltuend.

Für 2 Portionen
ca. 30 Min.

1 Zwiebel • 2 Äpfel • 1 kleines Stück Ingwer • ½ kleiner Hokkaido-Kürbis (ca. 500 g) • 250 ml Gemüsebrühe • Saft von ½ Orange • 1 Prise Pfeffer • ½ TL Curry • 1 Prise Zimt • 100 g Kokosmilch

- Zwiebeln schälen und grob würfeln. Äpfel vom Kerngehäuse befreien und in Stücke schneiden. Ingwer schälen und reiben. Kürbis halbieren, entkernen und grob schneiden (Hokkaido-Kürbis kann mit Schale verwendet werden).

- Gemüse in einen Topf geben und mit Gemüsebrühe auffüllen. Bei mittlerer Hitze ca. 15–20 Min. köcheln lassen, bis das Gemüse weich ist.

- Suppe pürieren, mit Orangensaft, Pfeffer, Curry und Zimt abschmecken. Kokosmilch unterrühren und die Suppe nochmals erhitzen, aber nicht kochen lassen.

Nährwerte pro Portion
kcal 245 • KH 35 g (davon Zucker:19 g) • Ba 7 g • E 3 g • F 10 g

Gemüse-Eintopf

» Mediterrane Gemüsesymphonie.

Für 2 Portionen
ca. 35 Min.

½ Zwiebel • 1 Knoblauchzehe • 1 Möhre • 1 Selleriestange • ½ Zucchini • 200 g Tomaten • 200 g weiße Bohnen aus der Dose • 1 EL Olivenöl • 750 ml Gemüsebrühe • ½ TL getrockneter Oregano • Salz und Pfeffer

- Zwiebel und Knoblauch schälen und fein hacken.

- Möhre und Sellerie waschen und in Scheiben schneiden. Zucchini und Tomaten waschen und würfeln. Bohnen in einem Sieb abspülen.

- Öl in einem großen Topf erhitzen, Zwiebel und Knoblauch darin anschwitzen. Möhre, Sellerie und Zucchini hinzufügen und 5 Min. anbraten.

- Tomaten, Bohnen und Gemüsebrühe hinzufügen, aufkochen und bei mittlerer Hitze für ca. 20 Minuten köcheln lassen. Eintopf mit Oregano, Salz und Pfeffer abschmecken und servieren.

Nährwerte pro Portion
kcal 200 • KH 30 g (davon Zucker: 8 g) • Ba 8 g • E 16 g • F 5 g

Röstaroma-Suppe

» Perfekt für Resteverwertung.

Für 2 Portionen

ca. 15 Min. + Backzeit: ca. 25 Min.

- 400 g Gemüse (z. B. Kürbis, Pastinaken, Möhren, Porree, Paprika, Tomaten, Blumenkohl, Zucchini, Fenchel, Rote Bete oder Süßkartoffel)
- 1–2 Zwiebeln
- 2 Knoblauchzehen
- 1 EL Olivenöl
- 600–800 ml Gemüsebrühe
- 100 ml Kokosmilch (Sahne)
- Salz und Pfeffer nach Geschmack
- 1 TL Paprika- oder Currypulver
- frische Kräuter (z. B. Petersilie, Basilikum)

- Backofen auf 200 °C Ober-/Unterhitze vorheizen.
- Gemüse gründlich waschen und in grobe Stücke schneiden. Zwiebel und Knoblauch schälen und vierteln.
- Gemüse mit Zwiebel und Knoblauch auf ein Backblech geben, mit Öl beträufeln und gut vermengen. Ca. 20–25 Minuten rösten, bis das Gemüse weich ist und leichte Röstaromen entwickelt hat.
- Das geröstete Gemüse in einen Topf geben, mit Gemüsebrühe aufgießen und einmal aufkochen.
- Mit einem Stabmixer fein pürieren, dann Kokosmilch dazugeben und mit Gewürzen abschmecken. Mit frischen Kräutern garnieren und heiß genießen.

Tipps für die perfekte Röstaroma-Suppe

Rösten bringt Geschmack! Durch das Backen im Ofen karamellisiert das Gemüse und bekommt eine intensivere, leicht süßliche Note.

- Mediterran: Tomaten, Zucchini, Paprika
- Herbstlich: Kürbis, Pastinaken, Möhren, Porree, Süßkartoffeln
- Experimentierfreudig? Einfach Reste aufs Blech legen und Neues ausprobieren! Mit Gewürzen wie Kreuzkümmel, Curry oder Kräutern verfeinern.
- Doppelt genießen: Erst als Ofengemüse mit Dip essen, am nächsten Tag zur Suppe pürieren – praktisch & lecker!
- Cremigkeit nach Wahl: Ohne Sahne genießen oder mit Kokosmilch bzw. Sahne abrunden.

Nährwerte pro Portion

kcal 390 • KH 43 g (davon Zucker: 11,5 g) • Ba 11 g • E 10 g • F 22 g

Tomatenröstsuppe

» Italienische Variante.

Für 2 Portionen
ca. 15 Min. + Garzeit im Ofen: ca. 40 Min.

- 5 Tomaten
- 1 Paprika
- 1 große Gemüsezwiebel
- 1–2 Knoblauchzehen
- 1 EL Olivenöl
- grobes Meersalz
- 300 ml Gemüsebrühe
- Tomatenmark
- optional: ½ EL (Rauch-) Paprikapulver
- optional: eine Prise Zucker
- etwas Schmand
- Balsamico
- frisches Basilikum

- Ofen auf 200 °C Ober-/Unterhitze vorheizen

- Tomaten, Paprika und Zwiebel waschen, Paprika entkernen und in grobe Stücke schneiden. Tomaten vierteln, Zwiebel grob würfeln.

- Tomaten und Paprika mit der Haut nach oben auf ein mit Backpapier belegtes Blech legen. Zwiebeln und Knoblauch dazugeben. Mit Olivenöl und Salz würzen. Ca. 30–40 Min. im Ofen rösten.

- Die schwarze Haut der Paprika und der Tomaten abziehen, das Gemüse im Topf mit Gemüsebrühe pürieren und aufkochen. Nach Belieben Tomatenmark zugeben, mit Gewürzen abschmecken. Mit Schmand, einem Spritzer Balsamico und frischem Basilikum servieren.

Tipps für mehr Biss und mehr Eiweiß Geröstete Kichererbsen oder Nüsse als Topping.

Meal-Prep-Tipp Die Suppe schmeckt am nächsten Tag noch intensiver!

Wissenshappen Tomaten enthalten Lycopin, ein starkes Antioxidans, das die Zellen schützt. Durch das Rösten wird es besser verfügbar!

Nährwerte pro Portion
kcal 160 • KH 28 g (davon Zucker: 14 g) • Ba 7 g • E 6 g • F 5 g

Orientalischer Linseneintopf

» Ein Hauch von Orient.

Für 2 Portionen
ca. 40 Min.

- ½ kleine Gemüsezwiebel
- 1 Knoblauchzehe
- 250 g Süßkartoffel
- eine Handvoll Babyspinat
- 1 EL Olivenöl
- 100 ml Kokosmilch
- 400–500 ml Gemüsebrühe
- Salz
- 1 EL Currypaste oder -pulver
- ½ TL Kurkuma
- ½TL Kreuzkümmel, gemahlen
- 100 g rote Linsen

Für den Dip:

- ½ Bund Koriander
- 100 g Joghurt
- Salz, Pfeffer

● Gemüsezwiebel und Knoblauch schälen und fein würfeln. Süßkartoffeln waschen, schälen und in Würfel schneiden. Spinat waschen und in einem Sieb abtropfen lassen und zur Seite stellen.

● Öl in einem Topf erhitzen und Zwiebeln und Knoblauch darin anschwitzen. Süßkartoffeln zufügen. Mit Kokosmilch und Brühe ablöschen. Mit Salz, Currypaste oder -pulver, Kurkuma und Kreuzkümmel würzen. 5 Min. zugedeckt dünsten.

● Linsen zufügen und weitere 10 Min. köcheln.

● Spinat zum Eintopf geben und weitere 2 Min. köcheln lassen.

● Für den Korianderjogurt: Koriander waschen, trockenschütteln, die Blättchen von den Stängeln zupfen und hacken. Joghurt und Koriander mischen und mit Salz und Pfeffer abschmecken.

● Den Eintopf mit Korianderjogurt servieren.

Nährwerte pro Portion

kcal 535 • KH 71 g (davon Zucker: 10 g) • Ba 13,5 g • E 22 g • F21 g

Fischsuppe Provence

» Mediterraner Genuss aus Südfrankreich.

Für 2 Portionen
ca. 40 Min.

- ½ Zwiebel
- 1 kleine Möhre
- ½ Selleriestange
- 1 EL Olivenöl
- 1 Knoblauchzehe
- je ½ kleines Filet von Seelachs, Rotbarsch und Kabeljau
- etwas Zitronensaft
- ½ Dose gehackte Tomaten
- 500 ml Gemüsebrühe
- 1 Lorbeerblatt
- Salz, Pfeffer
- frisches Basilikum
- 20 g Parmesan

- Zwiebel schälen und in Ringe schneiden. Möhre schälen, Sellerie putzen und in dünne Scheiben schneiden.
- Olivenöl in einem Topf erhitzen und das Gemüse darin andünsten. Knoblauch schälen, fein würfeln und zum Gemüse geben.
- Fischfilets mit kaltem Wasser abspülen und in grobe Würfel schneiden und mit Zitronensaft beträufeln. Die Fischwürfel zum Gemüse geben, Tomaten hinzufügen und 5 Min. schmoren lassen.
- Mit Gemüsebrühe aufgießen, Lorbeerblatt hinzufügen und die Suppe bei milder Hitze 10–15 Min. köcheln lassen. Mit etwas Zitronensaft, Salz und Pfeffer abschmecken.
- Ein paar Blätter Basilikum waschen, trocken tupfen, klein schneiden und in die Suppe geben.
- Parmesan fein raspeln und direkt vor dem Servieren über die heiße Fischsuppe streuen. So schmilzt er leicht und gibt der Suppe eine würzige, Umami-reiche Note.

Nährwerte pro Portion
kcal 225 • KH 12 g (davon Zucker: 7 g) • Ba 1,3 g • E 19 g • F 11 g

Herzhafte Gerichte – von Beilagen bis zu Hauptgerichten

Unsere herzhaften Rezepte bieten Ihnen vielfältige Mahlzeiten, die nicht nur den Blutzucker stabilisieren, sondern auch Ihre Geschmacksknospen verwöhnen. Ob Bolognese aus Fleisch, Soja oder Linsen, würzige Bratlinge, saftiger Lachs mit Zitronen-Rosmarin, Ofengemüse oder herzhafter Kürbisstampf – hier finden Sie leckere Mahlzeiten und Optionen, die sich gut in den 4-Wochen-Plan einfügen.

Buntes Ofengemüse mit Hähnchen

» Wunderbares Blitz-Rezept.

Für 2 Portionen

ca. 15 Min. + Backzeit: ca. 15 Min.

1 rote Zwiebel • 2 Hähnchenbrustfilets • 1 rote Paprika • 1 Zucchini • 100 g Brokkoli • 80 g Kirschtomaten • 2 EL Olivenöl • 1 Prise Paprikapulver • 1 EL getrockneter Rosmarin • Salz und Pfeffer

- Backofen auf 200 °C Ober-/Unterhitze (180 °C Umluft) vorheizen.

- Zwiebel schälen und grob zerkleinern. Hähnchenbrust, Paprika und Zucchini in grobe Würfel schneiden. Brokkoli in Röschen zerteilen.

- Gemüse und Hähnchenbrust in eine Auflaufform (30 × 20 cm) geben. Olivenöl und Gewürze dazugeben, alle Zutaten gründlich vermischen und ca. 15 Min. im Ofen garen.

Nährwerte pro Portion

kcal 360 • KH 17 g (davon Zucker: 8,5 g) • Ba 5 g • E 39 g • F 16 g

Kürbisstampf

» Stampf mal anders.

Für 2 Portionen

ca. 10 Min. + Backzeit: ca. 25–30 Min.

- ½ Hokkaido-Kürbis (500 g)
- etwas grobes Meersalz
- 60 ml Sahne (10 % Fett)
- 1–2 TL Gemüsebrühe
- etwas Muskatnuss
- 2 Datteln
- Chili und Limettensaft

● Backofen auf 200 °C Ober-/Unterhitze (180 °C Umluft) vorheizen.

● Kürbis (mit Schale) in circa 1–2 cm dicke Scheiben schneiden und auf ein gefettetes Backblech legen. Mit grobem Salz bestreuen und ca. 25–30 Min. garen. Ab und an mit einer Gabel testen, ob er bereits weich geworden ist.

● Währenddessen Sahne, Gemüsebrühe, Muskat und Datteln in einen Topf erwärmen. Kürbisstücke hinzugeben und pürieren. Mit Chili und Limettensaft abschmecken

Wissenshappen Gemüsepürees aus Kürbis, Blumenkohl oder Brokkoli sind eine gute Alternative zu Kartoffel- oder Süßkartoffelpüree. Sie enthalten weniger Stärke, sind ballaststoffreich und sättigen gut.
Blumenkohlreis (geraspelter Blumenkohl) eignet sich zudem als kalorienarme Beilage und kann klassischen Reis ersetzen. So lässt sich der Gemüseanteil der Mahlzeit erhöhen.

Nährwerte pro Portion
kcal 145 • KH 16 g (davon Zucker: 3,5 g) • Ba 6 g • E 3,5 g • F 6 g

Bolognese-Varianten

» Bolognese für jeden Geschmack.

Für 2 Portionen
ca. 45 Min.

- ½ Gemüsezwiebel
- 1 Knoblauchzehe
- 1 Möhre
- ¼ Fenchelknolle
- 1 Selleriestange
- ½ Paprika
- 1 EL Olivenöl
- 250 g Hackfleisch (Rind)
- ½ EL Tomatenmark
- 2 Zweige Thymian
- ½ Handvoll Basilikum
- 200 g passierte oder stückige Tomaten
- 1 TL Salz
- etwas Pfeffer
- ¼ TL Paprikapulver (edelsüß)

- Zwiebel und Knoblauch schälen und fein würfeln. Das Gemüse waschen, ggf. schälen und würfeln.

- Zwiebel und Knoblauch in einem Topf mit Öl anschwitzen, Hackfleisch dazugeben und anbraten, Tomatenmark und gehackte Kräuter dazugeben und mit anrösten.

- Gemüse und stückige Tomaten hinzugeben und alles 20 Min. köcheln lassen. Gewürze dazugeben und abschmecken.

Nudel-Varianten

- Vollkorn: ballaststoffreich (160–200 g)
- Hülsenfrucht: protein- und ballaststoffreich (140–180 g)
- Zoodles (Zucchininudeln): kalorienarm (500–600 g), 2 Min. in Salzwasser kochen

Nährwerte pro Portion Rinderhack-Bolognese
kcal 405 • KH 12 g (davon Zucker: 3,5 g) • Ba 5 g • E 27,5 g • F 26 g

Nährwerte pro Portion Linsen-Bolognese
kcal 240 • KH 29 g (davon Zucker: 4 g) • Ba 9 g • E 12 g • F 6 g

Nährwerte pro Portion Soja-Bolognese
kcal 195 • KH 12 g (davon Zucker: 4 g) • Ba 5 g • E 9 g • F 10 g

Super-Bolognese Für eine blutzuckerfreundliche Bolognese sind Linsen oder Sojagranulat besonders empfehlenswert. Wer Fleisch bevorzugt, sollte mageres Rind anstelle von Schwein wählen. Und mit viel Gemüse sowie Vollkorn- und Hülsenfrüchtepasta oder Zoodles (Zucchininudeln) bleibt die Mahlzeit gesund und lecker!

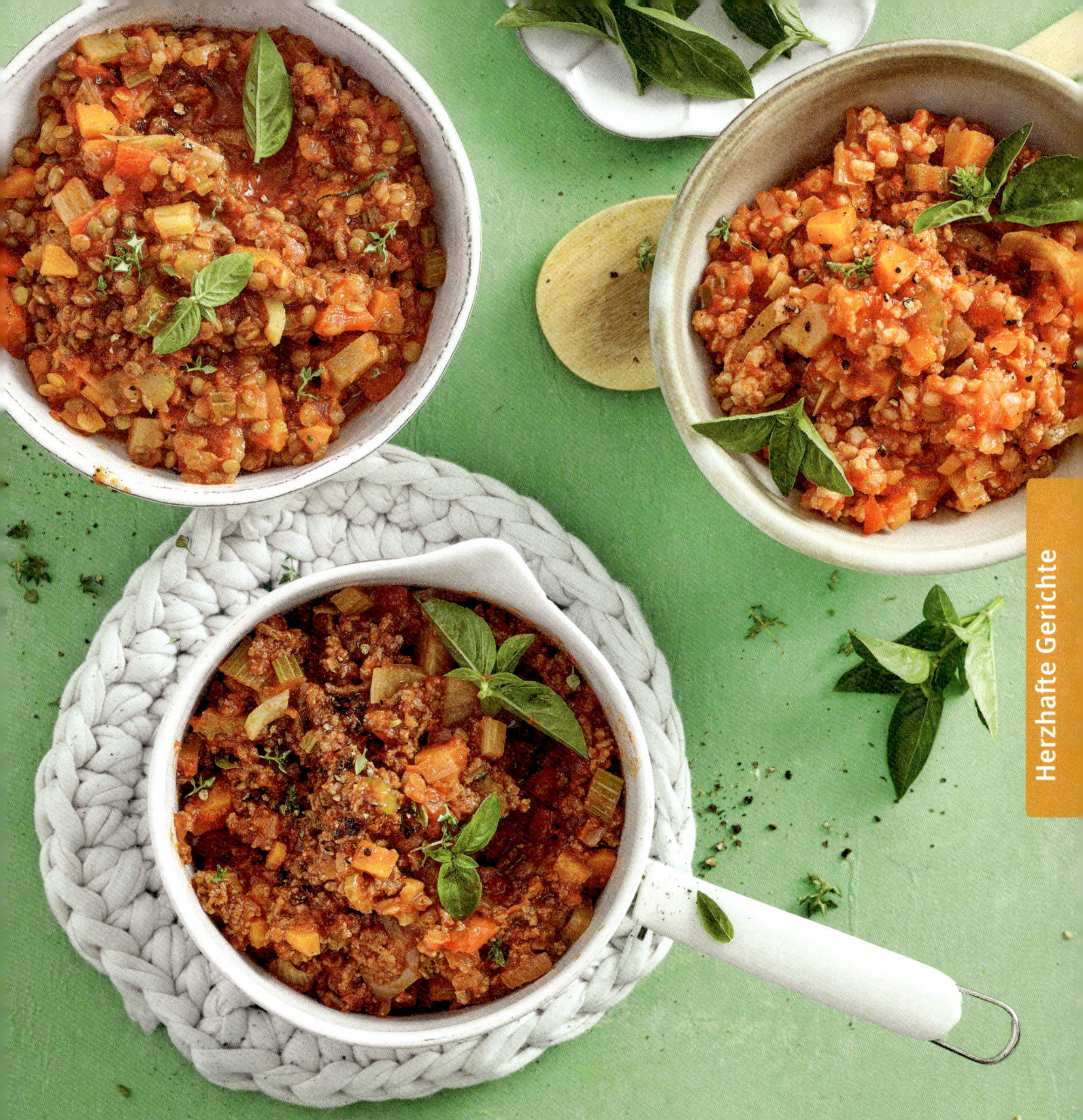

Varianten

- Linsen-Bolognese: Die 250 g Hackfleisch können auch durch 70 g Linsen ersetzt werden. Linsen sind reich an Ballaststoffen, die den Blutzuckeranstieg verlangsamen und die Darmgesundheit fördern. Sie sind zudem eine natürliche pflanzliche Eiweißquelle und liefern wichtige Mineralstoffe.
- Soja-Bolognese: Statt 250 g Hackfleisch können auch 50 g Sojagranulat verwendet werden. Eine pflanzliche, fettarme Alternative mit viel Eiweiß.
- Je nach Konsistenz passierte Tomaten hinzufügen.

Gemüse-Bratlinge

» Die gesunde Alternative zu Fleisch.

Für ca. 2 Portionen

ca. 30 Min. + Ruhezeit: ca. 15 Min.

Für die Bratlinge:
- 250 g Zucchini, Brokkoli oder Blumenkohl
- 75 g Bergkäse, Parmesan, Gouda oder Feta
- 1 Zwiebel
- 1 Knoblauchzehe
- 75 g Haferflocken, blütenzart
- 2 mittelgroße Eier
- 40 g Magerquark
- 15 g Sesam, Sonnenblumenkerne oder Nüsse
- 1 TL Gemüsebrühe
- Pfeffer und Muskat
- 2 EL Rapsöl
- optional: frische Kräuter

Für den Dip:
- ½ EL Zitronensaft
- frische Minze
- 75 g Magerquark
- 50 g Schmand
- ½ EL Joghurt
- Salz und Pfeffer

- Gemüse, putzen, ggf. Strunk entfernen, waschen und grob raspeln. (Zucchini nach dem Reiben leicht salzen und mit den Händen ausdrücken, sodass sie Wasser verliert.)

- Käse reiben/Feta zerbröseln.

- Zwiebel und Knoblauch schälen und klein hacken.

- Gemüseraspel, Zwiebelwürfel, geriebenen Käse, Haferflocken, Eier, Quark, Sesam, Gemüsebrühe und Gewürze in einer Schüssel vermengen. 15 Min. an einem kühlen Ort ziehen lassen.

- Einen Probebratling formen und auf mittlerer Stufe in Rapsöl braten, um Konsistenz und Geschmack festzustellen. Anschließend die restlichen Bratlinge formen und braten.

- Für den Dip: Zitrone auspressen. Kräuter fein hacken. Anschließend alle Zutaten in einer Rührschüssel miteinander vermengen und zu einer cremigen Masse verrühren.

Wissenshappen Die Bratlinge enthalten weniger gesättigte Fettsäuren, liefern ähnlich viel Protein und punkten mit einem deutlich höheren Ballaststoffgehalt.

Nährwerte pro Portion
kcal 605 • KH 35 g (davon Zucker: 2 g) • Ba 8 g • E 30 g • F 38 g

Lachs mit Kräuter-Nuss-Kruste

» Echtes Nährstoffwunder mit Omega-3-Fettsäuren.

Für 2 Personen
ca. 10 Min. + Backzeit: ca. 25 Min.

Für den Fisch mit Kruste:
- 400 g Lachsseite
- ½ Bio-Zitrone
- ½ Knoblauchzehe
- ½ Bund Petersilie
- 2 Stängel Salbei
- 25 g Walnusskerne
- 10 g Parmesan
- Salz und Pfeffer
- 1 TL weiche Butter
- etwas Butter für die Form

Für den Joghurt-Dip:
- 125 g Vollmilch-Joghurt
- Salz und Pfeffer
- Zitronensaft
- Minze

- Den Backofen auf 200 °C Ober-/Unterhitze (180 °C Umluft) vorheizen. Den Lachs waschen, trocken tupfen und eventuell vorhandene Gräten entfernen.

- Zitrone heiß abspülen und Schale abreiben. Knoblauch schälen und hacken. Petersilie und Salbei abspülen, trocken schütteln und zusammen mit den Walnüssen hacken.

- Zitronenschale, Knoblauch, Kräuter, Nüsse, Parmesan, Salz, Pfeffer und weiche Butter mischen.

- Die Lachsseite in eine längliche ofenfeste, mit Butter ausgestrichene Form legen. Die Kräuter-Nuss-Mischung auf dem Lachs verteilen und mit den Händen leicht andrücken.

- Lachs im Ofen etwa 25 Min. backen.

- Für den Dip Joghurt mit Salz und Pfeffer würzen, mit Minze und Zitronensaft abschmecken und zum Lachs servieren.

Das passt dazu Ofengemüse!

Nährwerte pro Portion
kcal 480 • KH 7 g (davon Zucker: 5 g) • Ba 1 g • E 52 g • F 25 g

Herzhafte Gerichte

Ofengemüse mit Feta-Minze-Dip

» Reichlich Ballaststoffe im Gepäck.

Für 2 Portionen

ca. 15 Min. + Backzeit: 20–40 Min.

- 2 Möhren
- nach Jahreszeit: 1 Pastinake oder ½ Fenchel
- 1 kleine Rote Bete
- 1 rote Zwiebel und 1 kleine weiße Zwiebel
- 1 Süßkartoffel (ca. 150 g)
- 4 kleine Kartoffeln
- 1 Knoblauchzehe
- 2 Zweige Thymian
- 1 EL Olivenöl
- Salz und Pfeffer

Für den Dip:

- 1 Frühlingszwiebel
- ½ Knoblauchzehe
- ¼ Bund Minze
- 50 g Feta
- 100 g saure Sahne (alternativ: Joghurt)
- 1 TL Zitronensaft
- Salz und Pfeffer

- Backofen auf 200 °C Ober-/Unterhitze (180 °C Umluft) vorheizen.

- Möhre, Pastinake, Rote Bete, Zwiebel und Süßkartoffel schälen. Möhren und Pastinake längs und quer halbieren. Zwiebel vierteln. Süßkartoffel in grobe Stücke schneiden.

- Kartoffeln waschen und halbieren oder vierteln. Knoblauch schälen und klein hacken. Thymian waschen, trocken schütteln.

- Gemüse mit Thymian auf einem mit Backpapier belegten Backblech verteilen. Mit Öl beträufeln und mit Salz und Pfeffer würzen.

- Im vorgeheizten Backofen 20–40 Min. backen, dabei gelegentlich wenden.

- Für den Feta-Minze-Dip: Zwiebel und Knoblauch schälen und mit allen Zutaten im Mixer pürieren.

Variante ohne Süßkartoffel und Kartoffel: Ein reines Ofengemüse – leichter, kalorienärmer und trotzdem genauso lecker!

Nährwerte pro Portion

kcal 480 • KH 7 g (davon Zucker: 5 g) • Ba 1 g • E 52 g • F 25 g

Zitronen-Rosmarin-Hähnchenrouladen

» Mediterraner Genuss.

Für 2 Portionen
ca. 25 Min.

1 Hähnchenbrustfilet (à 150 g) • Abrieb von ½ Bio-Zitrone • ½ EL gehackte Rosmarinzweige • Salz und Pfeffer • 2 dünne Scheiben Schinkenspeck, mager, oder Pancetta • 1 EL Rapsöl • 2 EL Weißwein zum Ablöschen

- Das Hähnchenbrustfilet waschen und gut trocken tupfen. Die Filets der Länge nach halbieren und mit Frischhaltefolie abdecken und vorsichtig flachklopfen.

- Zitronenabrieb, gehackten Rosmarin, Salz und Pfeffer gleichmäßig auf einer Seite der Filets verteilen. Eine Scheibe Schinkenspeck drunterlegen und vorsichtig aufrollen.

- Öl in einer Pfanne erhitzen und die Rouladen bei mittlerer Hitze unter häufigerem Wenden hellbraun anbraten. Die Rouladen anschließend mit Weißwein ablöschen und abgedeckt ca. 15 Min. bei kleiner Hitze weitergaren lassen.

Nährwerte pro Portion
kcal 190 • KH 2 g (davon Zucker: 1 g) • Ba 0 g • E 20 g • F 9 g

Süßkartoffelstampf

» Kartoffelstampf mal anders!

Für 2 Portionen
ca. 10 Min. + Backzeit: ca. 60 Min.

400 g Süßkartoffeln • Limettensaft nach Geschmack • 25 ml Kokosnussmilch • 10 g Butter • Salz, Pfeffer und Muskat

- Süßkartoffeln bei 180 °C Ober-/Unterhitze im Backofen ca. 1 Stunde garen.

- Gebackene Süßkartoffeln schälen und mit Kokosmilch pürieren. Dabei die kalte Butter in kleinen Flöckchen untermengen. Mit Gewürzen und Limettensaft abschmecken.

Wissenshappen Süßkartoffeln haben einen niedrigeren glykämischen Index als klassische Kartoffeln, liefern wertvolle Ballaststoffe und helfen, den Blutzucker stabiler zu halten – ideal bei Prädiabetes. Durch Pürieren steigt ihr GI jedoch an, da die Stärke schneller verfügbar wird. Eine Kombination mit Fett oder Eiweiß kann diesen Effekt abmildern.

Nährwerte pro Portion
kcal 265 • KH 48,5 g (davon Zucker: 6,5 g) • Ba 6 g • E 3 g • F 5 g

Snacks – kleine Happen, großer Genuss

Unsere herzhaften Snacks sind perfekt für den kleinen Hunger: Sie liefern wertvolle Nährstoffe, stillen den Hunger und lassen sich schnell und einfach vorbereiten. Ob würzige Eier-Gemüse-Muffins, aromatische Curry-Kichererbsen oder geröstete Nüsse mit Rosmarin – hier finden Sie gesunde Snack-Ideen, die Genuss und Nährstoffe vereinen.

Grünkohl-Chips

›› Die folgenden Gemüsechips stecken voller wichtiger Ballaststoffe, Vitamine und Mineralien, die den Körper unterstützen und zu einer stabilen Blutzuckerregulation beitragen

ca. 5 Min. + Backzeit: ca. 20 Min.

1 Bund frischer Grünkohl • 1–2 EL Olivenöl • 1 TL Salz • ½ TL Paprikapulver

- Grünkohlblätter von den Stielen entfernen und in mundgerechte Stücke zupfen. Gut waschen und gründlich trocknen.

- Grünkohl in eine Schüssel geben, mit Olivenöl und Gewürzen vermengen.

- Auf einem Backblech verteilen, sodass sie sich nicht überlappen, und bei 180 °C Ober-/Unterhitze (160 °C Umluft) ca. 15–20 Min. backen, bis sie knusprig sind. Zwischendurch wenden.

Wissenshappen Grünkohl ist reich an Ballaststoffen, die helfen, den Blutzuckerspiegel zu regulieren, und enthält vitaminreiche Antioxidantien, die entzündungshemmend wirken.

Nährwerte pro Portion
kcal 110 • KH 11 g (davon Zucker: 5 g) • Ba 2,5 g • E 3 g • F 7 g

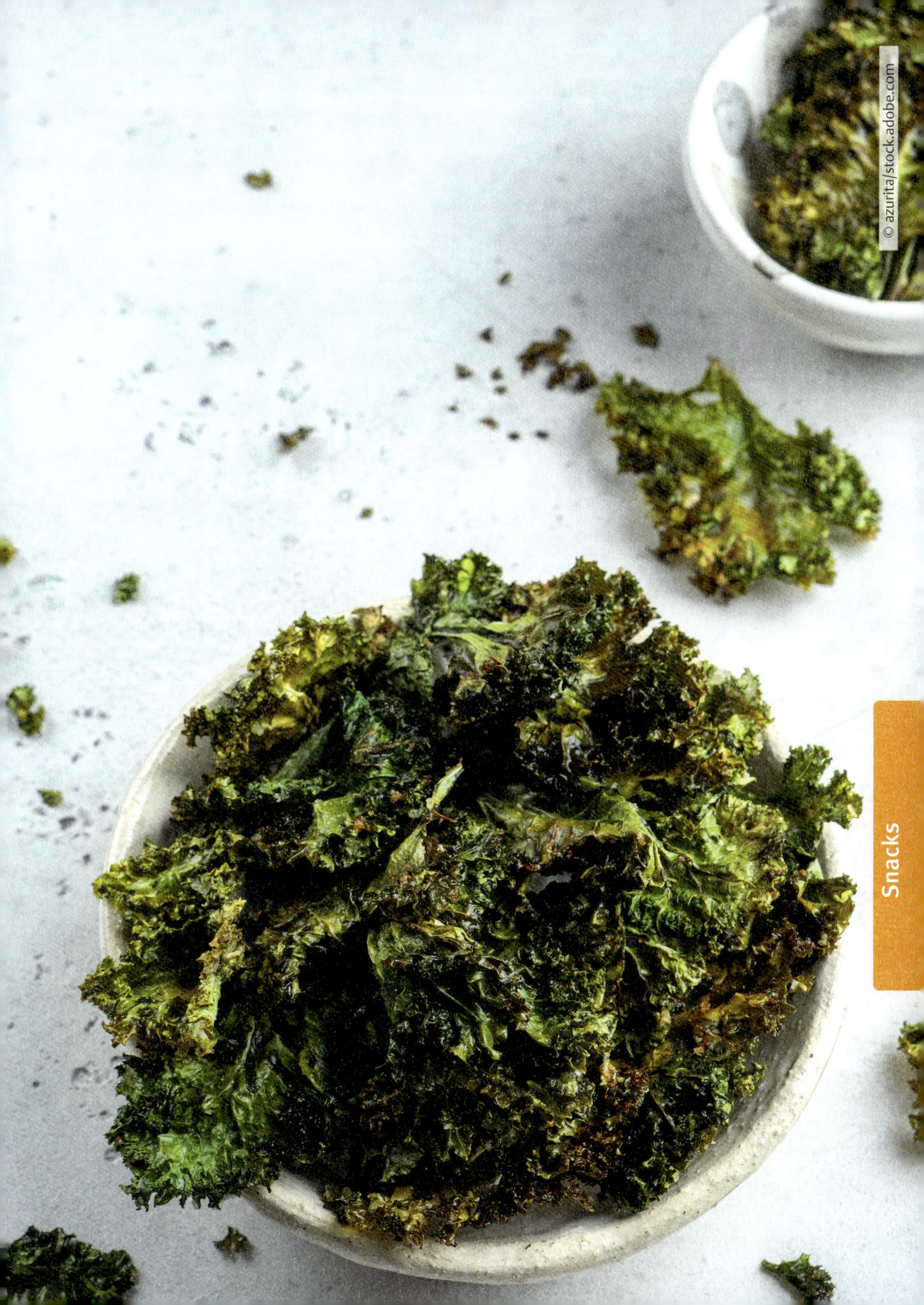

Wirsing-Chips

» Knusprig, würzig – voller Gemüsepower.

ca. 5 Min. + Backzeit: ca. 20 Min.

1 kleiner Kopf Wirsing • 1–2 EL Rapsöl • 1 TL Salz • ½ TL Kreuzkümmel • optional: ¼ TL Cayennepfeffer

- Wirsingblätter vom Strunk befreien und in kleinere Stücke schneiden. Gut waschen, trocken tupfen und mit Öl und Gewürzen vermengen.

- Auf einem Blech verteilen, sodass sie sich nicht überlappen, und bei 160–170 °C Ober-/Unterhitze (130–150 °C Umluft) ca. 15–20 Min. backen, bis sie goldbraun und knusprig sind.

Nährwerte pro Portion
kcal 150 • KH 7 g (davon Zucker: 2 g) • Ba 7 g • E 7 g • F 8 g

Rote-Bete-Chips

» Knackig, herb – mit natürlicher Farbpower.

ca. 5 Min. + Backzeit: ca. 20 Min.

2 mittelgroße Rote Bete • 1–2 EL Olivenöl • 1 TL Salz • optional: ½ TL Rosmarin

- Rote Bete schälen und in dünne Scheiben schneiden (am besten mit einem Gemüsehobel).

- Mit Olivenöl und Gewürzen vermengen. Auf einem Backblech verteilen, sodass sich die Scheiben nicht überlappen, und bei 180 °C Ober-/Unterhitze (160 °C Umluft) ca. 25–30 Min. backen, bis sie knusprig sind.

Wissenshappen Rote Bete ist vollgepackt mit Antioxidantien und Nitraten, Nitrate fördern die Mundgesundheit, indem sie schon im Mund in Nitrit umgewandelt werden und antibakteriell wirken. Gleichzeitig unterstützen sie die Gefäßfunktion, können den Blutdruck senken und die Insulinsensitivität verbessern.

Nährwerte pro Portion
kcal 160 • KH 16 g (davon Zucker: 15 g) • Ba 4,5 g • E 3 g • F 8 g

Pastinaken-Chips

» Knusprig, mild – mit feiner Süße.

ca. 5 Min. + Backzeit: ca. 20 Min.

2 Pastinaken • 1–2 EL Rapsöl • ½ TL Paprikapulver • ¼ TL Pfeffer

- Pastinaken schälen und in dünne Scheiben schneiden. Mit Öl und Gewürzen vermengen. Auf einem Backblech verteilen und bei 170 °C Ober-/Unterhitze (150 °C Umluft) ca. 20–25 Min. backen, bis sie knusprig sind.

Nährwerte pro Portion
kcal 200 • KH 24 g (davon Zucker: 5 g) • Ba 4 g • E 2 g • F 8 g

Eier-Gemüse-Muffins

» Power-Muffins – Gemüse trifft Ei.

Für 6 Portionen
ca. 15 Min. + Backzeit: ca. 20 Min.

Rapsöl zum Einfetten • ½ Frühlingszwiebel • 1 kleine Paprika • 3 Cherry-Tomaten • 1 Handvoll Brokkoliröschen • 6 Eier • 100 ml Vollmilch • Salz und Pfeffer • 50 g Käse, geriebenen • 6 TL Parmesan, gerieben

- Backofen auf 220 °C Ober-/Unterhitze (200 °C Umluft) vorheizen. Muffinformen mit Öl einfetten.
- Frühlingszwiebel putzen und fein hacken. Gemüse waschen, klein schneiden und in der Form verteilen.
- Eier mit Milch, Salz und Pfeffer verquirlen und in die 6 Förmchen füllen – etwa dreiviertel voll. Mit geriebenem Käse und Parmesan bestreuen.
- Muffins ca. 20 Min. backen, bis sie goldbraun sind.

Nährwerte pro Portion
kcal 170 • KH 5 g (davon Zucker: 3 g) • Ba 1 g • E 11 g • F 11 g

Herzhafte Gemüse-Waffeln

» Feel-good-Waffeln – eine perfekte Kombination aus Ballaststoffen, gesunden Fetten und wertvollen Milchsäurebakterien.

Für 2 Portionen

ca. 15 Min. + Backzeit: ca. 6 Min. pro Waffel

- ½ Avocado, reif
- 30 ml Rapsöl mit Buttergeschmack (z. B. Albaöl)
- 200 ml Kefir
- Saft und Abrieb von ½ Limette
- 2 Eier
- 150 g Dinkelmehl
- 1 TL Backpulver
- 1 Prise Salz
- 1 Paprika
- 1 mittelgroße Tomate
- frische Kräuter

● Avocado halbieren, den Kern entfernen und das Fruchtfleisch mit einem Löffel herausheben. Das Fruchtfleisch mit der Gabel gut zerdrücken und in eine Rührschüssel geben.

● Öl mit dem Mixer unterrühren. Dann Kefir, den Saft und Abrieb der Limette sowie die Eier dazugeben und verrühren. Das Mehl sieben, mit Backpulver vermischen und langsam mit etwas Salz zum Waffelteig geben.

● Paprika waschen, entkernen und in sehr kleine Würfel schneiden. Tomate, waschen und das Fruchtfleisch herauslösen (kann anderweitig verarbeitet werden) und in feine Würfel schneiden. Das Gemüse vorsichtig unter den Teig heben. Kräuter hacken und unterheben.

● Das Waffeleisen vorheizen und den Teig goldbraun backen.

● Ergibt ca. 8 Waffeln. Eine Waffel eignet sich als Snack.

Das passt dazu Kräuterquark mit frischen Kräutern. Die Waffeln lassen sich ganz nach Geschmack abwandeln – ideal, um das vielfältige Gemüsesortiment kreativ zu nutzen.

Wissenshappen Kefir enthält 3 g Eiweiß pro 100 ml und liefert zudem wertvolle Probiotika, die die Darmgesundheit unterstützen.

Nährwerte pro Portion
kcal 420 • KH 35 g (davon Zucker: 4 g) • Ba 5 g • E 10 g • F 27 g

Reibekuchen-Waffeln

» Knusprig & fettarm.

Für 2 Portionen

Ca.10 Min. + Quellzeit: ca. 30 Min. + Backzeit: ca. 6 Min. pro Waffel

- 500 g Kartoffeln
- 1 Zwiebel
- 1 Ei
- 1 Eigelb
- 20 g Leinsamen, geschrotet
- Salz und Pfeffer

- Kartoffeln und Zwiebel schälen und reiben, in ein Geschirrtuch geben und die Flüssigkeit gut ausdrücken.

- Die Kartoffel-Zwiebel-Masse mit Ei, Eigelb und geschrotetem Leinsamen vermengen. Mit Salz und Pfeffer würzen.

- Die Masse abgedeckt 30 Min. quellen lassen.

- Teig portionsweise im Waffeleisen zu knusprigen Waffeln ausbacken.

- Ergibt ca. 10 Waffeln. Eine Waffel eignet sich als Snack.

Das passt dazu Kräuterquark und Salat. Die Waffeln eignen sich auch als Beilage zu Fleisch- oder Gemüsegerichten. Wer es noch herzhafter mag, kann geriebenen Käse oder frische Kräuter wie Schnittlauch unter den Teig mischen.

Nährwerte pro Portion

kcal 300 • KH 46 g (davon Zucker: 5,5 g) • Ba 9 g • E 10 g • F 8 g

Curry-Kichererbsen

» Perfekter Snack für alle, die es herzhaft und gesund lieben.

2 Portionen

ca. 5 Min. + Backzeit: ca. 35 Min.

- 1 Dose Kichererbsen (Abtropfgewicht ca. 250 g)
- 2 EL Olivenöl

Für die Gewürzmischung:

- ½ TL Salz
- ½ TL Currypulver
- ½ TL Kreuzkümmel
- ¼ TL Messerspitze Kurkuma
- ½ TL Paprikapulver edelsüß oder Räucherpaprika

- Backofen auf 220 °C Ober-/Unterhitze (200 °C Grad Umluft) oder die Heißluftfritteuse auf 200 °C vorheizen.

- Kichererbsen in ein Sieb geben, abspülen, abtropfen lassen und in einem Küchentuch vorsichtig trocken reiben. In einer Schüssel mit Olivenöl vermengen.

- Auf einem mit Backpapier ausgelegten Blech verteilen, sodass sie nicht übereinander liegen. Im Backofen (oder in der Heißluftfritteuse) rösten.

- Nach den 25 Min. das Backblech aus dem Ofen nehmen. Die Kichererbsen zurück in die Schüssel geben, die Gewürzmischung hinzufügen und gut durchmischen.

- Die gewürzten Kichererbsen erneut auf dem Backblech verteilen und weitere 10 Min. im Ofen rösten, bis sie goldbraun und knusprig sind.

Tipp Durch das spätere Hinzufügen der Gewürze wird verhindert, dass sie während des Röstens verbrennen und einen bitteren Geschmack entwickeln. Experimentieren Sie einmal mit Gewürzen: Ein Hauch Chili sorgt für Schärfe, Koriander bringt Frische und eine Prise Zimt verleiht eine ganz besondere Note.

Nährwerte pro Portion

kcal 140 • KH 10 g (davon Zucker: 0,3 g) • Ba 5 g • E 4 g • F 9 g

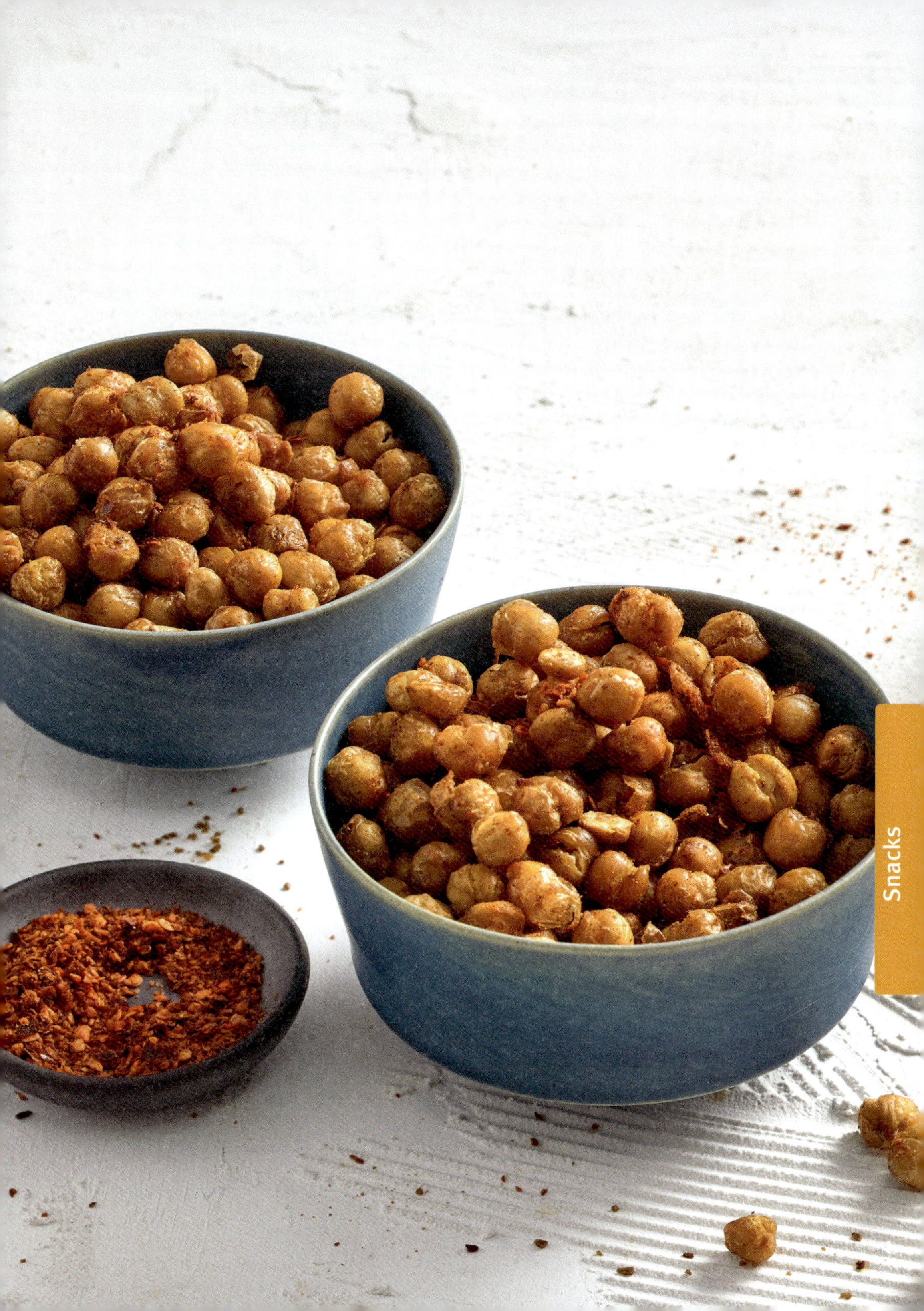

Süßes – gesund genießen

Verzichten Sie auf herkömmliche süße Versuchungen und entdecken Sie gesunde Alternativen. Ob saftige Kidney-Bohnen-Brownies, erfrischende Nice Cream, vegane Schokomousse oder Powerballs – diese süßen Leckereien liefern wertvolle Nährstoffe und stillen den Hunger auf Süßes auf gesunde Weise. Lassen Sie sich von diesen köstlichen Rezepten inspirieren!

Vegane Schokomousse

» Cremig, schokoladig, unwiderstehlich.

Für 2 Portionen
ca. 10 Min.

4 Datteln, entkernt • 3 EL Kakaopulver • 1 reife Avocado • ½ Banane • 2 EL Mandeldrink • Toppings zum Garnieren: Obst (z. B.: 60–70 g gefrorene Himbeeren), gehackte Nüsse, Minze

- Datteln ein paar Minuten in Wasser einweichen.
- Alle Zutaten in einer Küchenmaschine mixen.
- Auf zwei Schälchen verteilen, mit Toppings nach Wahl garnieren und genießen.

Nährwerte pro Portion
kcal 270 • KH 34 g (davon Zucker 17 g) • Ba 13 g • E 5 g • F 16 g

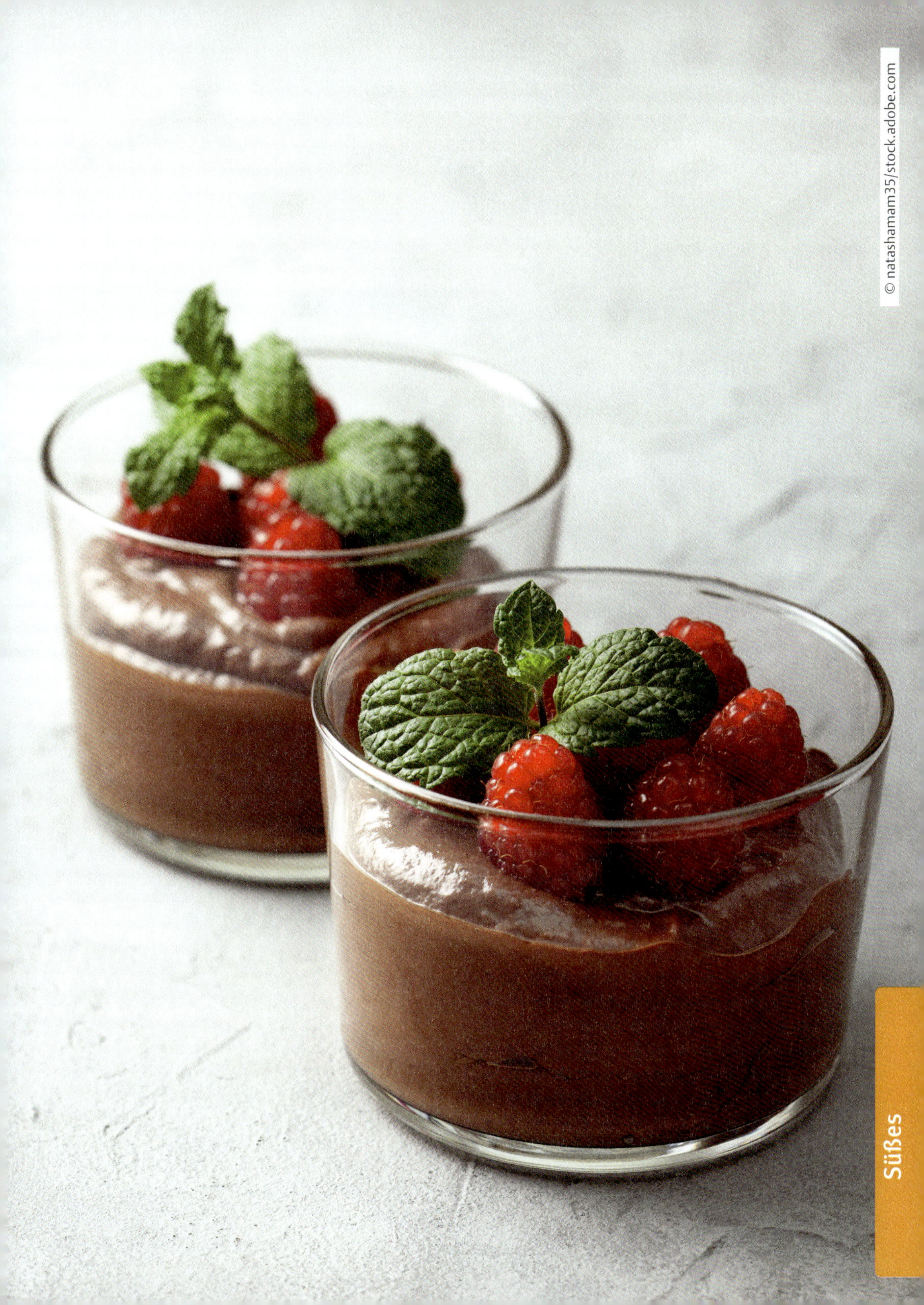

Kidneybohnen-Brownies

» Alternative für alle Naschkatzen! Meal-Prep-geeignet! Auf Vorrat herstellen und einfrieren.

Für eine Backform (20×20 cm)
ca. 15 Min. + Backzeit: ca. 35 Min.

- 90 g Haferflocken
- 400 g Kidneybohnen (1 Dose) (alternativ auch Kichererbsen)
- 120 ml Hafer- oder Mandeldrink
- 80 ml Rapsöl mit Butteraroma (z. B. Alba-Öl)
- 180 ml Ahornsirup
- 1 TL Vanille (frische Vanilleschote oder aus der Mühle)
- 60–80 g entöltes Kakaopulver
- ¼ TL Salz
- ½ TL Backpulver
- 50 g Walnüsse (optional)
- 60 g Zartbitterschokolade

- Backofen auf 180 °C Ober-/Unterhitze (160 °C Umluft) vorheizen.
- Haferflocken im Mixer zu Mehl mahlen.
- Kidneybohnen abtropfen lassen, abspülen und mit Pflanzendrink im Mixer zu einer cremigen Masse pürieren.
- Pürierten Bohnen in eine Schüssel geben und mit Öl, Ahornsirup und Vanille gut vermengen. Kakaopulver, Hafermehl, Salz und Backpulver hinzufügen und alles gut verrühren.
- Walnüsse und Schokolade fein hacken. Beides unter den Teig heben.
- Den Teig in eine Backform (20×20 cm) geben und etwa 35 Min. backen.
- Nach dem Abkühlen in 20 Quadrate schneiden.

Das passt dazu Die Brownies schmecken besonders gut mit frischen Beeren. Unsere Kidneybohnen-Brownies sind nicht nur unglaublich schokoladig und saftig, sondern auch gesund. Ganz ohne Mehl, dafür mit gesunden Kidneybohnen und Walnüssen, sind sie die perfekte süße, aber nährstoffreiche Alternative für alle Naschkatzen.

Wissenshappen Kidneybohnen sorgen für eine extra Portion pflanzliches Eiweiß und Ballaststoffe.

Nährwerte pro Portion
kcal 130 • 16 g KH (davon Zucker: 6 g) • Ba 3 g • E 3 g • F 8 g

Nice Cream

» Eisgenuss.

Für 2 Portionen
ca. 10 Min.

- 1 gefrorene Banane (in Stücken)
- etwas Vanille (frisch oder aus der Mühle)
- 200 g gefrorene Beeren
- 100 g Joghurt (3,5 % Fett)
- 1 TL Zitronensaft

- Alle Zutaten in einen leistungsstarken Mixer oder eine Küchenmaschine geben und mixen, bis eine cremige Konsistenz entsteht.

- Nice Cream in Schalen füllen und nach Belieben mit Beeren, Nüssen oder Kokosflocken garnieren.

Wissenshappen Nice Cream ist eine erfrischende und gesunde Alternative zu herkömmlichem Eis, da sie ohne raffinierten Zucker auskommt.

Nährwerte pro Portion
kcal 140 • KH 23 g (davon Zucker: 17 g) • Ba 6 g • E 4 g • F 3 g

Power-Balls

» Rund, gesund und lecker. Meal-Prep-geeignet! Auf Vorrat herstellen und einfrieren.

ca. 30 Stück
ca. 20 Min.

- 125 g Cashewkerne
- 125 g Mandeln
- 125 g Softdatteln
- 1 EL Kokosöl
- etwas Zimt
- etwas Vanille aus der Mühle
- Bio-Orangenschale, gerieben
- Sesamsamen oder Kokosraspel zum Wenden

Cashewkerne und Mandeln in einer beschichteten Pfanne ohne Fett vorsichtig anrösten. Abkühlen lassen.

Datteln, Cashewkerne und Mandeln recht fein hacken oder in einem Mixer zerkleinern – aber nicht zu Mus werden lassen. Kokosöl dazugeben und mit den Gewürzen und der Orangenschale abschmecken.

Mit einem Teelöffel kleine Teigmengen von der Dattel-Nuss-Mischung abstechen, die Hände anfeuchten und daraus kleine Bällchen formen. In Sesamsamen oder Kokosnussraspeln wälzen.

Tipp Die Powerballs sind schnell zubereitet und können einfach abgewandelt werden. Durch die enthaltenen Nüsse ist der süße Snack für zwischendurch sogar gesund, weil er lange sättigt und wertvolle pflanzliche Fette enthält.

Nährwerte pro Power Ball (bei 30 Stück)
kcal 70 • KH 5 g (davon Zucker: 3 g) • Ba 1 g • E 2 g • F 5 g

Rübli-Power-Balls

» Mit frischem Kick und knackigem Crunch aus Nüssen und Saaten.

ca. 30 Stück
ca. 20 Minuten

2 Möhren • 200 g Softdatteln • 50 g Pekannüsse • 50 g zarte Haferflocken • 70 g Kokosraspel • 1 TL Zimt • 2 TL Leinsamen • 3 TL Kürbiskerne • etwas Orangensaft

- Möhren schälen und raspeln.
- Datteln und 30 g Pekannusskerne im Mixer pürieren. Geraspelte Möhren, Haferflocken, 20 g Kokosraspel und Zimt zugeben und mixen.
- Restlichen Pekannüsse und Kürbiskerne hacken, mit den Leinsamen und eventuell etwas Orangensaft unter die Masse heben und alles gut durchkneten.
- Die Masse zu 30 kleine Bällchen formen und in Koksraspeln wälzen.

Nährwerte pro Portion
kcal 60 • KH 7 g (davon Zucker: 4 g) • Ba 1,6 g • E 1 g • F 3 g

Power-Balls mit Kakao

» Kugeln voller Energie – mit gerösteten Nüssen und natürlicher Süße.

ca. 30 Stück
ca. 20 Minuten

50 g Softdatteln • 100 g zarte Haferflocken • 2 EL Kakaopulver • 1 Prise Salz • 50 g Cashewmus • 2 EL Kokosöl • 2 EL Wasser • 60 g geschälte Hanfsamen

- Datteln im Mixer pürieren.
- Trockene Zutaten in einer Schüssel verrühren. Die restlichen Zutaten untermengen.
- Die Masse zu 30 kleinen Bällchen formen und in Hanfsamen wälzen.

Nährwerte pro Power Ball (bei 30 Stück)
kcal 50 • KH 4 g (davon Zucker: 1 g) • Ba 1 g • E 2 g • F 3 g

Service

Stichwortverzeichnis

Gewohnheits-Protokoll und Wochenplan

Das Protokoll von Seite 59 und den Wochenplan von Seite 93 können Sie hier downloaden und ausdrucken: pia.thieme.de/11DSPV7I

Rezeptverzeichnis

Literatur

Campbell MD et al. Benefit of lifestyle-based T2DM prevention is influenced by prediabetes phenotype. Nat Rev Endocrinol. 2020;16:395–400.Cosentino F et al. 2019 ESC Guidelines on diabetes, pre-diabetes, and cardiovascular diseases developed in collaboration with the EASD. Eur Heart J. 2020;41:255–323.

Echouffo-Tcheugui JB et al. Diagnosis and Management of Prediabetes: A Review. JAMA. 2023;329:1206–1216.

Rooney MR et al. Global Prevalence of Prediabetes. Diabetes Care. 2023;46:1388–1394.

Sandforth L et al. Prediabetes remission to reduce the global burden of type 2 diabetes. Trends Endocrinol Metab. 2025:S1043-2760(25)00004–9.

Schlesinger S et al. Prediabetes and risk of mortality, diabetes-related complications and comorbidities: umbrella review of meta-analyses of prospective studies. Diabetologia. 2022;65:275–285.

Schwarz T et al. Definition, Klassifikation, Diagnostik und Differenzialdiagnostik des Diabetes mellitus: Update 2024 Diabetol Stoffwechs. 2024; 19: S125–S137.

Skurk T et al. Empfehlungen zur Ernährungsprävention des Typ-2-Diabetes mellitus. Diabetol Stoffwechs. 2024; 19: S416–S426.

Quellen der Stockfotos von stock.adobe.com

Empfehlungen der Autoren

(Stand aller Links: 21.07.2025)

Diabetes-Risikotests und mehr:

Findrisk von der Deutschen Diabetes Stiftung (DDS): www.diabetesstiftung.de/findrisk

Deutscher Diabetes-Risiko-Test vom Deutschen Institut für Ernährungsforschung Potsdam-Rehbrücke (DIfE): drs.dife.de/

Selbsttests zum Umgang mit Alkohol: www.kenn-dein-limit.de/alkohol-tests/

Tabata-Übungen: https://www.uni-muenster.de/imperia/md/content/hochschulsport/zentral/tabata-trainingsplan.pdf

Sportliche Grundsätze: www.dgsp.de/seite/375183/zehn-goldene-regeln.html

Bibliografische Information der Deutschen Nationalbibliothek
Die Deutsche Nationalbibliothek verzeichnet diese Publikation in der Deutschen Nationalbibliografie; detaillierte bibliografische Daten sind im Internet über dnb.d-nb.de abrufbar.

Programmplanung: Uta Spieldiener
Projektmanagement: Elisa Salemi
Redaktion: Magdalena Kieser
Bildredaktion: Marie Crämer
Covergestaltung: © Thieme
Layout: CYCLUS · Visuelle Kommunikation, Stuttgart

Bildnachweis:
Covermotiv und Bild S. 3 siehe Seite 166
Autorenfoto Müssig Quelle: Niels-Stensen-Kliniken; Harms Quelle: Creativfoto Petra Eckhardt; Stallmann Quelle: privat
Foodfotos S. 94, 100/101, 114/115, 128, 143, 155, hintere Innenklappe: © A. Rogge & J. Jankovic/Thieme; S. 105, 127: © M. Bergmann/Thieme
Quellennachweis der Adobe-Stock-Bilder siehe S. 166
Zeichnungen: Susi Schaaf, Bellheim

1. Auflage 2026

TRIAS Verlag in Georg Thieme Verlag KG
Oswald-Hesse-Straße 50, 70469 Stuttgart

Satz und Repro: Fotosatz Buck, Kumhausen
Druck: AZ Druck und Datentechnik GmbH, Kempten

Gedruckt auf chlorfrei gebleichtem Papier
Printed in Germany

ISBN 978-3-432-12020-1
eISBN (ePub) 978-3-432-12021-8

1 2 3 4 5 6

MIX
Papier | Fördert gute Waldnutzung
FSC® C008457

Wo datenschutzrechtlich erforderlich, wurden die Namen und weitere Daten von Personen redaktionell verändert (Tarnnamen). Dies ist grundsätzlich der Fall bei Patient*innen, ihren Angehörigen und Freund*innen, z. T. auch bei weiteren Personen, die z. B. in die Behandlung von Patient*innen eingebunden sind.

Thieme Publikationen streben nach einer fachlich korrekten und unmissverständlichen Sprache. Dabei lehnt Thieme jeden Sprachgebrauch ab, der Menschen beleidigt oder diskriminiert, beispielsweise aufgrund einer Herkunft, Behinderung oder eines Geschlechts. Thieme wendet sich zudem gleichermaßen an Menschen jeder Geschlechtsidentität. Die Thieme Rechtschreibkonvention nennt Autor*innen mittlerweile konkrete Beispiele, wie sie alle Lesenden gleichberechtigt ansprechen können. Die Ansprache aller Menschen ist ausdrücklich auch dort intendiert, wo im Text (etwa aus Gründen der Leseleichtigkeit, des Text-Umfangs oder des situativen Stil-Empfindens) z. B. nur ein generisches Maskulinum verwendet wird.

Unsere Umwelt ist uns wichtig!
Papier aus nachhaltigen und kontrollierten Quellen
Druck in Deutschland mit kurzen Lieferwegen
Druckereien mit hohen Ansprüchen an Ökologie

TRIAS, einer der führenden Ratgeberverlage im Bereich Gesundheit, gehört zur Thieme Gruppe, marktführender Anbieter medizinischer Fachinformationen und Services. Anspruch der Thieme Gruppe ist es, den im Gesundheitswesen tätigen Berufsgruppen sowie allen an Gesundheit Interessierten genau die Informationen und Angebote bereitzustellen, die sie in einer bestimmten Arbeitssituation oder Lebensphase benötigen. Durch die hohe Qualität und zielgruppenspezifische Relevanz der angebotenen Leistungen bereitet Thieme den Weg für eine bessere Medizin und mehr Gesundheit im Leben.

Thieme